Karina Jadwiga Nowak

Zawał Mięśnia Sercowego Dawniej i Dziś Postępowanie Ratunkowe i Leczenie Specjalistyczne

Karina Jadwiga Nowak

Zawał Mięśnia Sercowego Dawniej i Dziś Postępowanie Ratunkowe i Leczenie Specjalistyczne

Wydawnictwo Bezkresy Wiedzy

Cover image: www.ingimage.com

Publisher:
Wydawnictwo Bezkresy Wiedzy
is a trademark of
Dodo Books Indian Ocean Ltd., member of the OmniScriptum S.R.L Publishing group
str. A.Russo 15, of. 61, Chisinau-2068, Republic of Moldova Europe
Printed at: see last page
ISBN: 978-620-0-81861-4

WSTĘP

Opis dolegliwość „dusznica bolesna" datuje się na rok 1772, gdzie W. Heberden, po raz pierwszy użył tego określenia. Tak rozpoczęła się historia badania nad patogenezą powstania zawału mięśnia sercowego i trwa do dziś[1].

W wielu krajach Europy obserwowany jest znaczny spadek zachorowalności, niż w latach 80. XX wieku na choroby wieńcowe[2]. Pomimo to, choroby sercowo-naczyniowe są najpopularniejszymi chorobami wśród rankingu przyczyn zgonów nie tylko w Polsce, ale także na świecie[3].

Dzięki badaniom wielu uczonych, dane było poznać etiopatogenezę zawału mięśnia sercowego. Widać włożony trud niejednego pokolenia, który doprowadził do potężnego postępu w terapii leczenia zawału mięśnia sercowego. Obserwuje się postęp technologiczny, nowoczesne stenty, nowoczesne metody wspomagania krążenia, które rzutują na mniejszą śmiertelność, zmniejszenie ilość występowania groźnych dla zdrowia powikłań, a także chronią przed ewentualnym inwalidztwem[1].

Pomimo znaczącej poprawy jakości świadczonych usług w kardiologii, skróceniu czasu diagnostyki, znacznemu rozwojowi całej kardiologii, które to pozwalają na dalsze przeżycie, znaczące i kluczowe znaczenie ma, również zmiana stylu życia i modyfikacja szkodliwych czynników wpływających na rozwój zawału mięśnia sercowego, które powinny być podjęte przez samego pacjenta. Ma to także istotny i priorytetowy wpływ, który jest także zadaniem personelu medycznego w ramach profilaktyki edukacyjnej pacjentów, szczególnie tych, którzy znajdują się w grupie ryzyka wystąpienia choroby niedokrwiennej serca[4].

Rozwój w leczeniu zawału mięśnia sercowego również przypisuje się systemowi ratownictwa medycznego, którego pracownicy jako pierwsi najczęściej mają kontakt z pacjentem z objawami ostrego zespołu wieńcowego. Zauważalny jest rozwój teletransmisji i telekonsultacji, który wpływa na niższy wskaźnik umieralności z powodu zawału mięśnia sercowego. Leczenie jest już rozpoczęte i wdrożone na etapie działań przedszpitalnych, a pacjent ze świeżym zawałem mięśnia sercowego trafia bezpośrednio do pracowni hemodynamiki z pominięciem hospitalizacji w SOR. Najważniejszy w tym momencie jest jak najkrótszy czas od momentu pojawienia się bólu w obrębie klatki piersiowej, do udrożnienia zamkniętego naczynia wieńcowego w ramach leczenia zabiegowego[5].

Podczas przeszło 200-letniej historii badań nad zawałem mięśnia sercowego, zadaniem które nadal stoi przed kardiologami, jest dalsza praca nad poprawą opieki przedszpitalnej oraz nad prewencją pierwotną, a także kontynuowanie badań genetycznych, których wyniki mogą wskazać kierunki uzyskania jeszcze lepszych wyników w zakresie profilaktyki i leczenia zawału mięśnia sercowego[1].

Celem niniejszej pracy jest przedstawienie i porównanie postępu diagnostycznego i leczenia ratunkowego w zawale mięśnia sercowego na przestrzeni ostatnich kilkunastu lat.

W części teoretycznej omówiono zagadnienia związane z patomechanizmem zawału mięśnia sercowego. Przedstawiono podstawowe objawy zawału mięśnia sercowego, a także te niespecyficzne, występujące głównie u osób starszych i chorych na cukrzycę. Opisano ewolucję diagnostyki zawału mięśnia sercowego. Ponadto, przedstawiono różnice w postępowaniu ratunkowym i leczeniu zawału mięśnia sercowego, które są wynikiem postępu rozwoju kardiologii.

W części metodologicznej wskazano na cel pracy, zaprezentowano hipotezy i problemy badawcze oraz opisano przebieg badania, uwzględniając zastosowane metody, techniki i narzędzia badawcze. Przedstawiono wyniki badań dotyczące porównania statystyk w zawale mięśnia sercowego na przykładzie jednej z pracowni hemodynamiki. Wnioski z przeprowadzonego badania mają na celu wskazanie postępu i rozwój kardiologii, które przyczyniły się do zmniejszenia wskaźnika śmiertelności w tej grupie chorych.

ROZDZIAŁ I – CZĘŚĆ TEORETYCZNA

1.1 Patomechanizm zawału mięśnia sercowego

Układ krążenia spełnia bardzo ważną funkcję w organizmie człowieka, rozprowadza krew do wszystkich tkanek w organizmie. Serce jest centralnym organem układu naczyniowego. Jest narządem jamistym, mięśniowym, znajdującym się w środkowej części klatki piersiowej. W sercu znajdują się dwie połowy: serce prawe - dotyczy krążenia krwi żylnej, włączone jest do krwiobiegu krążenia małego, serce lewe - dotyczy przepływu krwi tętniczej, włączone jest do krwiobiegu krążenia dużego. Są to dwie połowy serca, całkowicie nie komunikujące się ze sobą. Jednak serce kurczy się jednocześnie, pompując krew zarówno do małego, jak i dużego krwiobiegu. W budowie serca wyodrębniono dwa przedsionki: lewy i prawy, które są oddzielone przegrodą międzyprzedsionkową, a także dwie komory: lewą i prawą, które także są oddzielone przegrodą, a jest to przegroda międzykomorowa[6].

Definicja zawału mięśnia sercowego ulegała zmianom na przestrzeni lat, co miało związek z rozwojem metod diagnostycznych oraz poznawaniem przyczyn tego stanu[7]. Drogę modyfikacji definicji zawału mięśnia sercowego przedstawiono na rycinie 1.

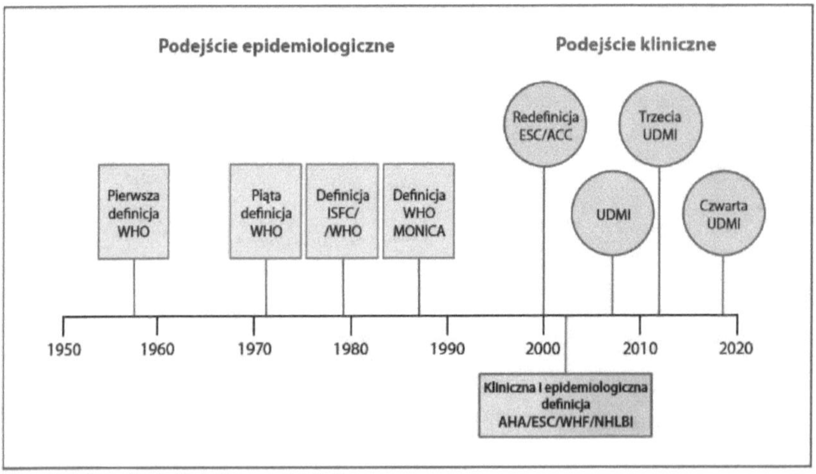

Ryc. 1. Historia definicji zawał mięśnia sercowego
Źródło: Thygesen K. Czwarta uniwersalna definicja zawału serca (2018). Kardiol. Pol. 2018: 76 (10) s.1388

Zawał mięśnia sercowego, definiowany jest jako śmierć komórek mięśnia sercowego na skutek długotrwałego niedokrwienia[7]. Definicja ostrego zawału mięśnia sercowego stosowana jest, gdy istnieją dowody świadczące o uszkodzeniu mięśnia sercowego z jego wtórną martwicą, które odpowiadają sytuacji niedokrwienia mięśnia sercowego[8].

Zawał serca dotyczy mięśnia sercowego, a dokładniej uszkodzenia kardiomiocytów. Mięsień sercowy przestaje odpowiednio pracować, w wyniku powstającego niedokrwienia. Do zawału mięśnia sercowego, najczęściej doprowadza pęknięcie i oderwanie się blaszki miażdżycowej w naczyniu wieńcowym. Naczynia wieńcowe odgrywają bardzo ważną rolę, ponieważ stanowią drogę transportu krwi do tkanki sercowo-mięśniowej. Schemat powstania zawału mięśnia sercowego przedstawiono na rycinie 2.

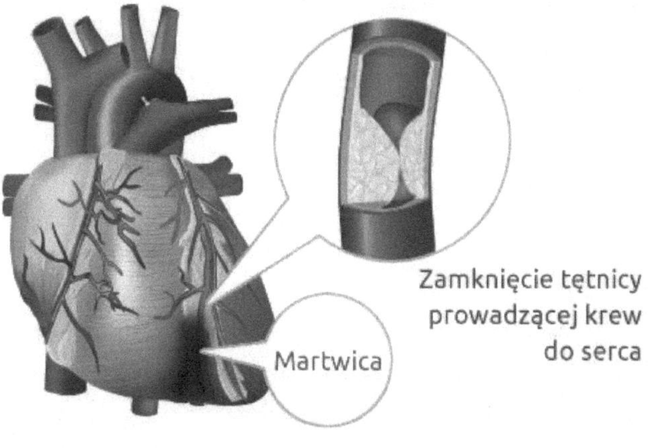

Ryc.2 Zobrazowanie zmian w zawale mięśnia sercowego
Źródło: http://arytmiagroziudarem.pl/artykul/zawal_serca-80 data pobrania (19.04.2021r)

Patomechanizm zawału mięśnia sercowego nie jest jednoznaczny. Można sklasyfikować klinicznie kilkanaście przyczyn zawału mięśnia sercowego, do których należą[7]:

1. Zawał serca typu 1. Spowodowany jest przez chorobę wieńcową, miażdżycowo-zakrzepową, zazwyczaj występuje na skutek pęknięcia, bądź erozji blaszki miażdżycowej.

2. Zawał serca typu 2. Spowodowany jest brakiem równowagi pomiędzy podażą tlenu, a zapotrzebowaniem na tlen przez mięsień sercowy.
3. Zawał serca typu 3. Związany jest z obecnością biomarkerów sercowych we krwi, może także występować ze zmianami niedokrwiennymi w EKG, lub w postaci migotania komór, będącego jego następstwem.

Wśród innych przyczyn wymienia się[7]:

- uszkodzenie mięśnia sercowego na skutek zabiegu na tętnicach wieńcowych,
- uszkodzenie mięśnia sercowego na skutek przezskórnej interwencji wieńcowej,
- zakrzepica w stencie,
- restenoza w stencie,
- pomostowanie tętnic wieńcowych,
- na skutek zabiegów pozasercowych, jako powikłanie po zabiegu związane z samą sedacją, czy podaniem leków przeciwbólowych,
- na skutek stłuczenia serca,
- zatorowość płucna, nadciśnienie płucne,
- choroby zakaźne,
- udar mózgu,
- krwawienie podpajęczynówkowe,
- w przebiegu chemioterapii;
- związany z chorobą nerek;
- stan ogólnoustrojowy: krytycznie ciężki stan pacjenta na oddziale intensywnej terapii.

W klasyfikacji zawału mięśnia sercowego, różnicuje się go ze względu na zapis zmian w elektrokardiogramie. Wyodrębniono następujące postaci zawału mięśnia sercowego[9]:

1. Zawał z uniesieniem odcinka ST (tzw. STEMI). W 70% powstaje na skutek zamknięcia światła naczynia wieńcowego przez zakrzep powstający w miejscu pęknięcia miażdżycowej blaszki.
2. Zawał bez uniesienia odcinka ST (tzw. NSTEMI). Nie dochodzi do całkowitego zamknięcia światła naczynia wieńcowego. Zawał mięśnia sercowego bez uniesienia odcinka ST jest jeszcze dzielony na zawał serca z załamkiem Q, zawał bez załamka Q, a także niestabilną dusznicę bolesną.

Przykładowy zapis 12-odprowadzeniowego zapisu EKG przedstawiającego zawał z uniesieniem odcinka ST zaprezentowano na rycinie 3, a zawał bez uniesienia ST na rycinie 4.

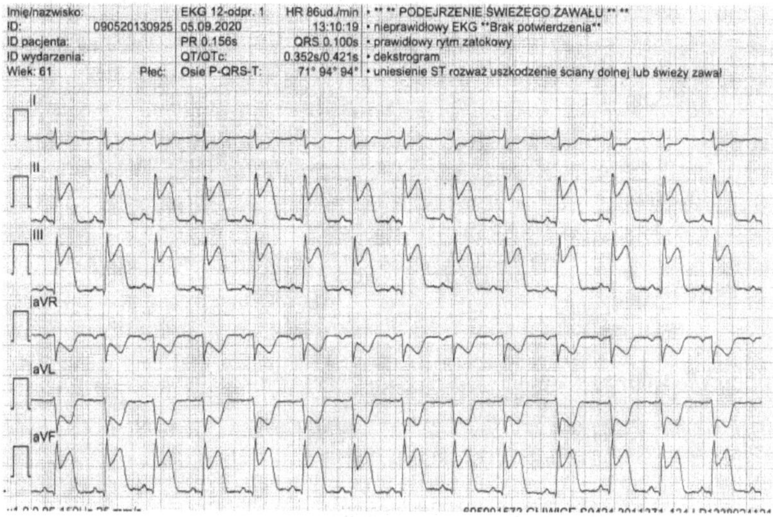

Ryc. 3. Zawał z uniesieniem odcinka ST
Źródło: archiwum własne

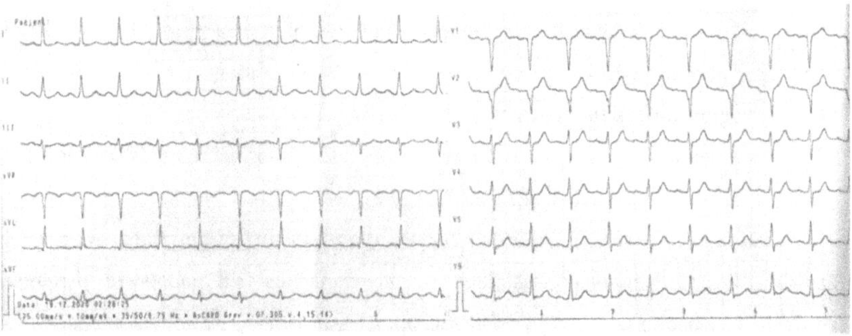

Ryc. 4. Zawał bez uniesienia odcinka ST. Wartość troponin 272µg/L.
Źródło: archiwum własne

W Polsce obserwuje się dynamiczny wzrost diagnozowania zawału mięśnia sercowego bez uniesienia odcinka ST (NSTEMI), począwszy od roku 2012. Spowodowane jest to wydłużającą się długością życia społeczeństwa i rozwojem profilaktyki chorób sercowo-naczyniowych[11,12]. Występowanie zawału mięśnia sercowego w ostatnich latach w Polsce zaprezentowano na rycinie 5.

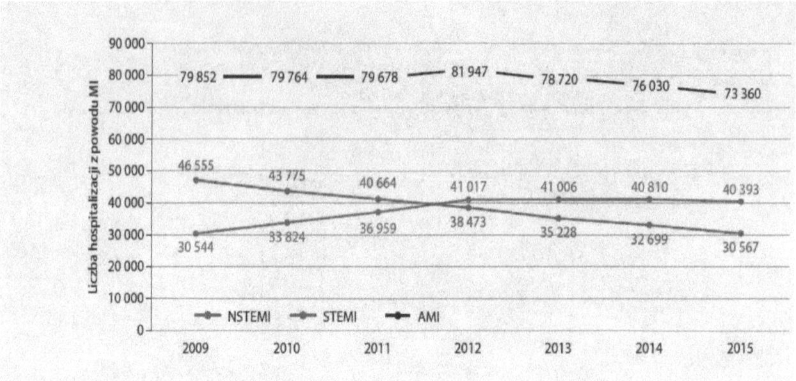

Ryc. 5. Występowanie zawału mięśnia sercowego z podziałem na: NSTEMI i STEMI w Polsce w latach 2009-2015
Źródło: Polański L, Hudzik B. Wytyczne ESC 2017 dotyczące postępowania w STEMI. Co się zmieniło od 2012 roku? s.92

1.2 Objawy zawału mięśnia sercowego

Zawał mięśnia sercowego może mieć różny przebieg. Może przebiegać jako nie powikłany, a może również być bezpośrednią przyczyną nagłego zgonu. Bardzo ważne jest nielekceważenie pojawiających się objawów, ponieważ im szybciej zostanie wdrożone leczenie, tym lepszy będzie jego efekt, w tym mniejsze ryzyko powikłań, co przełoży się bezpośrednio na szybszy powrót pacjenta do zdrowia.

W zawale mięśnia sercowego, to właśnie czas odgrywa największe znaczenie – „Czas to mięsień, czyli serce"[13].

Naukowcy uważają, że ocena ryzyka zgonu wewnątrzszpitalnego w przebiegu zawału mięśnia sercowego, ustalana i szacowana jest na podstawie parametrów zdrowotnych pacjenta. Na tej podstawie opracowano klasę hemodynamiczną według Killipa-Kimballa, w której uwzględniono takie czynniki, jak: wiek, wartości ciśnienia tętniczego krwi, częstotliwość rytmu serca, ulokowanie zawału mięśnia sercowego i towarzyszące objawy niewydolności serca[14].

W kardiologii wyodrębniono różne zespoły chorób sercowo-naczyniowych. Przybierają one różne postacie kliniczne, a łączy je wspólne podłoże patofizjologiczne.

Choroby sercowo-naczyniowe są potencjalnym zagrożeniem życia każdego pacjenta, dlatego ból w klatce piersiowej, jako objaw możliwych problemów kardiologicznych, otwiera postępowanie diagnostyczne[9].

Zawał mięśnia sercowego może przebiegać typowo objawowo, bądź bezobjawowo lub przybrać postać tzw. „maski". Głównym objawem w przebiegu zawału jest ból, a jego cechy charakterystyczne to[7]:

- ból w klatce piersiowej utrudniający oddychanie,
- promieniowanie do kończyny górnej,
- promieniowanie do żuchwy,
- promieniowanie do nadbrzusza.

Te cechy charakterystyczne mogą występować w różnych konfiguracjach, są niezależne, mogą występować zarówno w spoczynku jak i w trakcie wysiłku, są niezależne od położenia, czy ruchów ciała. Dodatkowymi objawami, które mogą się również pojawić w przebiegu zawału mięśnia sercowego są[7]:

- duszność,
- męczliwość,
- kołatanie serca,
- mdłości/ wymioty,
- zlanie potem,
- utrata przytomności.

Charakterystykę kliniczną pacjenta z zawałem mięśnia sercowego zobrazowano na rycinie 6.

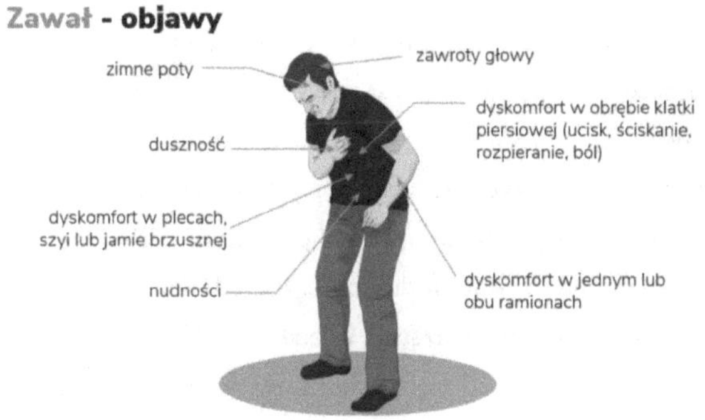

Ryc. 6 zawał mięśnia sercowego-objawy
Źródło: https://aedmax.pl/czy-zawal-serca-zawsze-boli_new/ 06.05.2021

Objawy zwiastujące pojawienie się zawału mięśnia sercowego są różne i nietypowe, a każdego z pacjentów wykazują różną intensyfikację. Badania naukowe dowodzą, iż kobiety częściej mają nietypowy przebieg kliniczny zawału serca i w późniejszym czasie zgłaszają się do szpitala[15].

W przebiegu chorób wieńcowych, ból w klatce piersiowej najczęściej jest opisywany przez pacjentów, jako ból uciskający, gniotący, piekący, mający charakter stały, zlokalizowany czasem nietypowo, ale najczęściej w okolicy zamostkowej, z promieniowaniem do innych części ciała, głównie w obrębie górnej części tułowia. U 10% pacjentów zdarza się przebieg zawału całkowicie bezobjawowy, dlatego bardzo ważne jest nie lekceważenie jakichkolwiek symptomów. W przypadku wystąpienia objawów stenokardialnych, konieczna jest pilna wizyta w szpitalu, celem podjęcia i wdrożenia diagnostyki, która potwierdzi lub wykluczy zawałowe podłoże dolegliwości. Szybka diagnostyka daje szansę na natychmiastowe wdrożenie leczenia specjalistycznego, co ma ogromne znaczenie w dalszym rokowaniu[16].

1.3 Diagnostyka zawału mięśnia sercowego

Na diagnozę zawału mięśnia sercowego składają się wyniki badania podmiotowego i przedmiotowego. Nie można lekceważyć zarówno dolegliwości bólowych, jak również brak nieprawidłowości w 12-odprowadzeniowym zapisie elektrokardiograficznym[17].

Wytyczne i rekomendacje towarzystw naukowych mówią o wdrożeniu leczenia do dwunastu godzin od zapoczątkowaniu bólu w klatce piersiowej i do 120 minut, licząc od pierwszego kontaktu pacjenta z personelem medycznym[13].

W pierwszym etapie diagnozowania pacjenta, brane są pod uwagę objawy kliniczne sugerujące, czy też świadczące o wystąpieniu zawału mięśnia sercowego. Kolejnym etapem diagnozowania, jest możliwie jak najszybsze wykonanie elektrokardiogramu, aby wykryć ewentualne nieprawidłowości i potwierdzić diagnozę. W tym celu, wykonuje się 12-odprowadzeniowy zapis EKG, najlepiej w pozycji leżącej, a jeśli pacjent, np. z powodu duszności nie toleruje takiej pozycji, dopuszcza się wykonanie zapisu w pozycji siedzącej. W badaniu EKG u pacjentów z zapaleniem mięśnia sercowego, rozpatruje się wykonanie tego badania z dodatkowymi odprowadzeniami[15].

Rozpoznanie zawału mięśnia sercowego jest bardziej skomplikowane u pacjentów z zaburzeniem przewodzenia i posiadających kardiostymulatory. Pomocne może okazać się porównanie wcześniej wykonanego EKG i ocena, czy zaburzenia przewodzenia są nowe, jeżeli oczywiście nie wpłynie to znacząco na czas potrzebny do rozpoczęcia leczenia. U pacjentów z kardiostymulatorami, którzy nie są od nich zależni, pomocne może się okazać wykonanie EKG po czasowym wyłączeniu rozrusznika. Ważne jest, aby wykonać uważną interpretację zapisu EKG w fazie repolaryzacji, ze względu na możliwe występowanie zmian wynikających z pamięci elektrycznej. Postawienie diagnozy zawału mięśnia sercowego u pacjentów ze stymulacją dwukomorową jest jeszcze trudniejsze i wymaga dogłębnej analizy i interpretacji wykonanego zapisu[7].

Wykonanie EKG wydaje się prostą czynnością, jednak czasem nieprawidłowe rozmieszczenie elektrod, może fałszować obraz wyniku. Ważna jest zatem prawidłowa technika wykonania EKG i właściwe umieszczenie elektrod. Do poprawy przewodnictwa należy używać wyłącznie żelu do EKG, a nie jak to się często zdarza do USG. Aby ułatwić przyleganie elektrod, należy z powierzchni klatki piersiowej usunąć owłosienie. Łóżko/leżanka powinny być odpowiednio szerokie, by nogi i ręce badanego swobodnie spoczywały na leżu, bez dotykania do ich ramy.

Standardowy zapis EKG to zapis z 12-odprowadzeń:

a) 4 odprowadzenia kończynowe: elektrody umieszcza się powyżej nadgarstka na zewnętrznej części przedramienia prawego i lewego, a także powyżej kostki zewnętrznej na lewym i prawym podudziu;

b) 6 odprowadzeń przedsercowych:

   V_1- przy prawym brzegu mostka, IV międzyżebrze

   V_2 – przy lewym brzegu mostka, IV międzyżebrze

   V_3- między V_2, a V_4

   V_4- w linii środkowo-obojczykowej V międzyżebrze

   V_5- w lewej linii pachowej przedniej, na poziomie V_4

   V_6 – w lewej linii pachowej środkowej, na poziomie V_4.

Prawidłowe rozmieszczenie elektrod zaprezentowano na rycinie 7, a prawidłowy zapis EKG na rycinie 8.

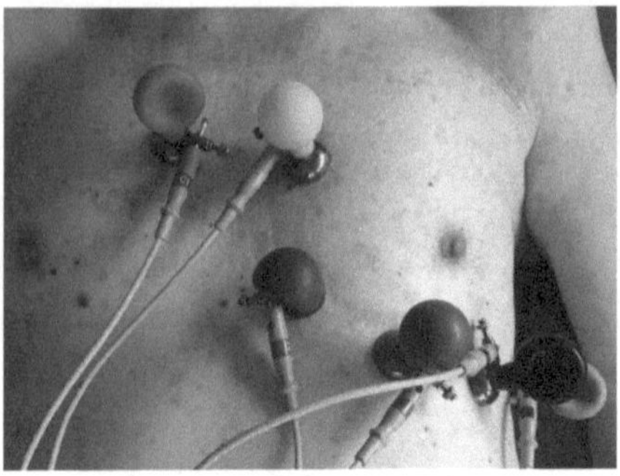

Ryc. 7. Prawidłowe rozmieszczenie elektrod na powierzchni klatki piersiowej
Źródło: archiwum własne

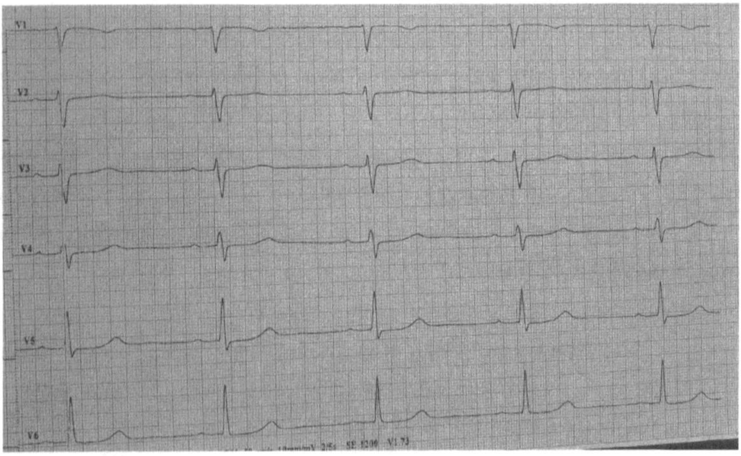

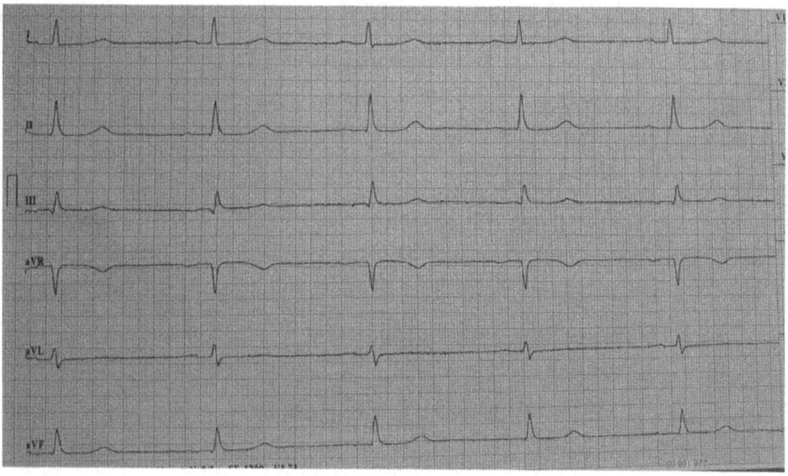

Ryc.8. Prawidłowy zapis EKG
Źródło: archiwum własne

Badania laboratoryjne, mające znaczenie w diagnostyce zawału mięśnia sercowego, to markery sercowe. Najistotniejsza jest sercowa troponina I – cTnI, która odpowiada za kurczliwość komórek znajdujących się w mięśniu sercowym. Pierwsze pobranie krwi określane jest jako godzina zero (0 h), a następne pobranie powinno zostać wykonane po 3 godzinach, celem oceny wzrostu, bądź spadku poziomu troponiny. W niektórych przypadkach, pobiera się kolejną próbkę krwi później, niż po 6 godzinach. Takie postępowanie jest dedykowane pacjentom, u których występują kolejne epizody niedokrwienia, a także pacjentom z grupy podwyższonego ryzyka. O przekroczeniu wartości prawidłowych troponiny I świadczy wynik wyższy, niż 0,014ng/ml.[7,10].

W pakiecie badań laboratoryjnych w zawale mięśnia sercowego, poza podstawową morfologią krwi, wykonuje się również: CK-MB, mioglobinę, BNP, równowagę kwasowo-zasadową, jonogram, cholesterol całkowity, cholesterol frakcji lipoprotein o niskiej gęstości, cholesterol frakcji lipoprotein o wysokiej gęstości, trójglicerydy. Ważnym parametrem laboratoryjnym jest także poziom glukozy we krwi. Glikemia oznaczana jest u każdego z pacjentów, bez względu na współwystępowanie cukrzycy. W przebiegu niedokrwienia mięśnia sercowego oznacza się również próby wątrobowe, które niejednokrotnie są wówczas podwyższone. Oznacza się również wartość parametrów nerkowych[8,10].

Badaniem pomocniczym, a zarazem cennym w utwierdzeniu i postawieniu diagnozy zawału mięśnia sercowego jest echokardiografia, dzięki której można natychmiast potwierdzić zaburzenia kurczliwości mięśnia sercowego objętego zawałem[17].

Przełomem w diagnozowaniu pacjentów z podejrzeniem zawału mięśnia sercowego stała się telemedycyna, która daje prosty i szybki kontakt z lekarzem specjalistą. Jest niezwykle pomocna w podjęciu i wdrożeniu odpowiedniego leczenia. Znaczenie teletransmisji zapisu EKG w diagnostyce zawału mięśnia sercowego jest ogromne, ponieważ pozwala na skrócenie czasu od chwili wykonania zapisu EKG, do chwili przyjęcia pacjenta do pracowni hemodynamiki. Wdrożenie tej procedury medycznej, pozwoliło na bezpośredni transport pacjenta z miejsca wezwania do pracowni hemodynamiki, z pominięciem przyjęcia pacjenta do SOR, co znacznie skróciło czas oczekiwania do wdrożenia leczenia zabiegowego zawału mięśnia sercowego oraz, jak wskazują przeprowadzone dotychczas badania, zmniejszyło śmiertelność w tej grupie chorych[18].

Początki teletransmisji datuje na lata 60. ubiegłego wieku. Wtedy to, za pomocą telefonicznego łącza, możliwe było przesłanie danych. Obecnie wysyłanie danych jest na tyle proste i dostępne, że może zostać wykonane w warunkach domowych, nawet przez samych pacjentów. Takie monitorowanie jest stosowane między innymi u pacjentów leczonych w oddziałach klinicznych, którzy po zakończeniu hospitalizacji są wyposażeni w stosowne urządzenia, umożliwiające przesyłanie danych na odległość[18].

W systemie Państwowe Ratownictwo Medyczne, teletransmisje są obsługiwane przez system LIFENET. Sprzęt, który jest niezbędny do wykonania przesłania danych to defibrylator z funkcją monitorowania, wyposażony w moduł teleinformatyczny oraz stacja odbiorcza. Defibrylator stanowi podstawowe wyposażenie każdego ambulansu, a możliwość wykonania teletransmisji jest obecnie wymogiem Narodowego Funduszu Zdrowia (NFZ) w kontraktowaniu świadczeń z zakresu Państwowe Ratownictwo Medyczne. Stacja odbiorcza znajduje się w pracowni hemodynamicznej i jest to stacjonarny komputer z dostosowanym do odbioru przesyłanych danych oprogramowaniem[13].

Postępowanie członków zespołu ratownictwa medycznego z pacjentem, u którego podejrzewa się zawał mięśnia sercowego, przedstawiono na rycinie 9.

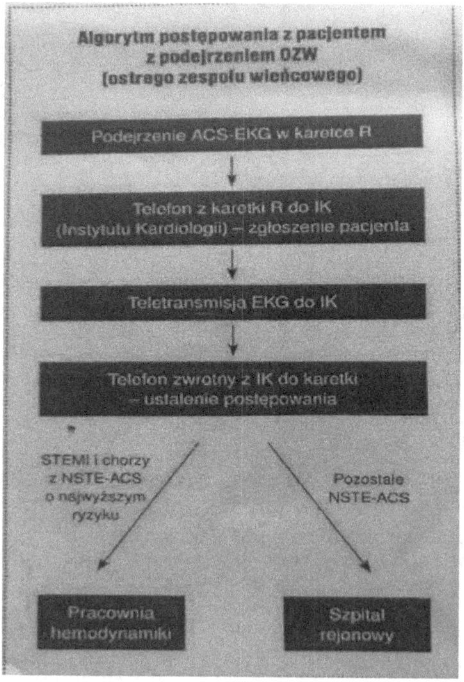

Ryc. 9. Postępowanie ZRM z pacjentem z podejrzeniem zawału mięśnia sercowego
Źródło: Gorycki B, Buszman P.P, Fil W, Wańha W. Rola teletransmisji EKG i edukacji pacjentów w leczeniu zawału STEMI. Ogólnopolski Przegląd Medyczny 8/2010, s.22

W zakresie opieki medycznej, dedykowanej pacjentom z zawałem mięśnia sercowego, wdrożono od 1 października 2017 roku program KOS-Zawał. Jest to program kompleksowej i skoordynowanej opieki nad chorym po przebytym zawale[19]. Program KOS-Zawał działa w trzech obszarach. Dotyczy on leczenia pacjenta i rehabilitacji poszpitalnej oraz monitorowania tych procesów, do chwili zakończenia leczenia specjalistycznego[20]. Obszary działania programu KOS-Zawał przedstawiono rycinie 10.

LECZENIE obejmuje:

1) hospitalizację pacjenta z powodu zawału serca, w trakcie której zastosowano:
   a) diagnostykę inwazyjną zawału serca (koronarografię) lub leczenie zachowawcze,
   b) leczenie inwazyjne, obejmujące m.in. pełną rewaskularyzację naczyń wieńcowych lub zabieg kardiochirurgiczny (odpowiednio do stanu klinicznego pacjenta):
      • rewaskularyzację I–etapową – w trakcie hospitalizacji z powodu zawału serca,
      • rewaskularyzację II–etapową, która może być realizowana przy pierwszej hospitalizacji z powodu zawału serca albo rozłożona na dwie hospitalizacje (pierwszą z powodu zawału serca oraz drugą hospitalizację planową);
2) elektroterapię, w tym:
   a) wszczepienie/ wymiana rozrusznika jednojamowego,
   b) wszczepienie/ wymiana rozrusznika dwujamowego,
   c) wszczepienie/ wymiana układu z funkcją resynchronizującą serca (CRT),
   d) wszczepienie kardiowertera-defibrylatora (ICD) albo
   e) wszczepienie kardiowertera-defibrylatora z funkcją resynchronizującą (CRT-D)
   po dokonaniu u pacjenta oceny frakcji wyrzutowej;
3) ustalony w trakcie hospitalizacji przez lekarza kardiologa wspólnie z lekarzem rehabilitacji medycznej indywidualny plan leczenia pacjenta, uwzględniający odpowiednią rehabilitację kardiologiczną i wizyty w poradni kardiologicznej.

REHABILITACJA obejmuje:

1) rehabilitację kardiologiczną lub hybrydową telerehabilitację kardiologiczną realizowaną w warunkach stacjonarnych; lub
2) rehabilitację kardiologiczną lub hybrydową telerehabilitację kardiologiczną realizowaną w warunkach ośrodka lub oddziału dziennego

MONITOROWANIE obejmuje:

1) wizytę koordynującą (kontrolną);
2) specjalistyczną opiekę kardiologiczną w okresie 12 miesięcy od wystąpienia zawału serca zgodnie z indywidualnym planem leczenia [w tym porady obejmujące kwalifikację do implantacji całkowitego automatycznego sytemu do kardiowersji lub defibrylacji (system ICD) lub układu resynchronizującego serce z funkcją defibrylacji (system CRT-D) oraz poradę monitorującą urządzenia wszczepialne]; liczba konsultacji i ich częstość powinna być ustalona w zależności od stanu klinicznego pacjenta;
3) poradę specjalistyczną kończącą opiekę w ramach KOS-zawał

Ryc. 10 Obszary działania programu KOS-zawał.
Źródło: Rogala M, Buszman P, Donesch-Jeżo E, Sagan A, Kowalska-Bobko I. KOS zawał - dokąd zmierzamy? KOS heart infarction - Where are we going?. Emerg. Med. Serv. 2019: 6 (4); s.297

Korzyści płynące z programu KOS-Zawał, to przede wszystkim mniejszy wskaźnik zgonów pacjentów z powodu schorzeń kardiologicznych, zwiększona dostępność do rehabilitacji, szybszy powrót do aktywności zawodowej i poprawa jakości życia pacjentów kardiologicznych. Korzyści płyną również dla systemu opieki zdrowotnej. To przede wszystkim mniejsze koszty leczenia, dzięki podejmowanym działaniom prewencyjnym, w porównaniu do dużo droższego leczenia szpitalnego (specjalistycznego), a także mniejsza liczba interwencji zespołów ratownictwa medycznego do powtórnych incydentów niedokrwienia mięśnia sercowego[20].

1.4 Postępowanie ratunkowe i lecznicze

Pierwsze publikacje na temat leczenia zawału mięśnia sercowego sięgają roku 1968 roku, ich autorem był P. Wood. Zalecał on, aby pacjent pozostawał przez 14-dni unieruchomiony w łóżku, monitorowany na sali intensywnego nadzoru przez 3 do 7 dni, a cały proces hospitalizacji powinien trwać od 4 do 6 tygodni[1].

Obecnie leczenie zawału mięśnia sercowego przebiega bardzo sprawnie i w krótkim czasie pacjent z niepowikłanym przebiegiem zawału, wraca do pełnej sprawności i funkcjonowania w środowisku społecznym. Obserwuje się na przestrzeni lat ogromną zmianę w diagnostyce i sposobie leczenia. Pomoc pacjentom z zawałem mięśnia sercowego rozpoczyna się już od pierwszego kontaktu pacjenta z zespołem ratownictwa medycznego. W badaniach naukowych uwidoczniono efekty działalności zespołów ratownictwa medycznego. W latach 2013-2016, w obszarze działania dwóch śląskich dyspozytorni medycznych (Katowice i Gliwice), zostało zarejestrowanych 2,5 miliona zgłoszeń, z czego blisko tysiąc zleceń wyjazdów dla zespołów ratownictwa medycznego dotyczyło rozpoznania zawału mięśnia sercowego w opiece przedszpitalnej[21].

Rozwój postępowania ratunkowego w kardiologii jest elementem, który wpłynął znacząco na zmniejszenie odsetka zgonów pacjentów ze schorzeniami kardiologicznymi. Postęp w dziedzinie ratownictwa, wiąże się z rozwojem technologicznym, szczególnie w zakresie telemedycyny. Teletransmisję wykonuje zespół ratownictwa medycznego (ZRM) z miejsca jego wezwania, bądź z ambulansu. Po przesłaniu zapisu, kierownik ZRM kontaktuje się telefonicznie z lekarzem dyżurnym pracowni, do której wysłano zapis, a ten, po zapoznaniu się z wynikami badania fizykalnego, dokonuje oceny przesłanego zapisu i decyduje o dalszych losach pacjenta, kierunkując równocześnie leczenie farmakologiczne. Taka organizacja pozwala na pominięcie pobytu pacjenta w SOR, który po wykonaniu teletransmisji zapisu EKG i po telefonicznej konsultacji z dyżurnym kardiologiem, z reguły jest transportowany bezpośrednio do pracowni hemodynamiki[13].

Lekami stosowanymi przez zespół ratownictwa medycznego w zawale mięśnia sercowego są [8,22,23,24,25,26] :

1) ASA - kwas acetylosalicylowy w dawce 300mg, jeśli podawany łącznie z Tikagrelorem lub Clopidogrelem, wówczas stosuje się dawkę 75-150mg.
2) Tikagrelor - lek podawany doustnie. Selektywny antagonista receptora adenozynodifosforanowego (ADP). Wywiera wpływ na ADP 2PY12. Lek przeciwpłytkowy, zaleca się, aby podawać go łącznie z kwasem acetylosalicylowym. Ma za zadanie przeciwdziałać epizodom sercowo-naczyniowym u chorych z ostrym zespołem wieńcowym. Dawka nasycająca to 180mg.
3) Clopidogrel - lek hamujący agregację płytek krwi. Lek podawany doustnie. Wskazaniem do podaży jest ~~to~~ każdy rodzaj zawału mięśnia sercowego łącznie, z niestabilną dławicą piersiową. Lek należy stosować łącznie stosować

w skojarzeniu z kwasem acetylosalicylowym. Dawka nasycająca Clopidogrelu wynosi od 300 (w zawale typu NSTEMI) do 600mg (w zawale typu STEMI).

4) Heparyna niefrakcjonowana UHF - lek przeciwzakrzepowy, podawany podskórnie lub dożylnie. Uniemożliwia tworzenia się skrzepliny w naczyniach wieńcowych. W ratownictwie medycznym podawana najczęściej w dawce 5000j.m. drogą dożylną. Działa już po kilkunastu sekundach. Wskazaniem do podania heparyny są pacjenci zakwalifikowani do wykonania planowanej PCI w czasie 24 do 36 godzin od wystąpienia pierwszych objawów zawału, pacjenci powyżej 75 roku życia z zawałem typu STEMI zakwalifikowani do PCI. Heparynę stosuje się także w ramach profilaktyki, po hiperkoagulacji pojawiającej się zwykle kilka godzin po przeprowadzonej fibrynolizie.
5) Morphini sulfas - oddziałuje na receptory opioidowe, działa silnie przeciwbólowo, a także uspakająco, nasennie. Zmiejsza ból, a także obniża ciśnienie tętnicze krwi, zmniejsza również zapotrzebowanie mięśnia sercowego na tlen. Lek działa do minuty od podania. Zaleca się frakcjonowanie dawki od 2 do 5mg leku, w zależności od reakcji pacjenta. Zalecana dawka przedszpitalna nie powinna być wyższa niż 8mg. Podaż drogą dożylną.
6) Gliceroli trinitras – nitrogliceryna. Stosowana w postaci tabletek lub jako areozol. Podaż podjęzykowo. Działa szybko, silnie i krótkotrwale, rozszerzając naczynia żylne. Działa przeciwbólowo w przebiegu zawału mięśnia sercowego i zmniejsza obszar niedokrwienia. Może być stosowana jeżeli skurczowe ciśnienie tętnicze krwi nie jest niższe, niż 90mmHg. Dawką, którą można podać w zawale mięśnia sercowego podjęzykowo jest 0,5mg, kiedy ból nie ustąpi, dawkę należy powtórzyć maksymalnie do 3 razy w ciągu 5 minut.

Wraz z rozwojem kardiologii zmieniają się wszelkie wytyczne i rekomendacje dotyczące leczenia pacjentów z zawałem mięśnia sercowego. Od wielu lat pacjenci z diagnozą podejrzenia zawału serca, byli poddawani profilaktycznej tlenoterapii. Jednak z czasem wytyczne te ulegały zmianie. W 2012 roku, podawanie tlenu było zalecane u pacjentów z SpO_2 <95%. Rok 2015 przyniósł nowe zalecenia: zastosowanie tlenu u pacjentów z dusznością i SpO_2 <90%. Rok 2017 wprowadził kolejne zmiany i stosowanie tlenu zalecane jest tylko dla pacjentów z SpO_2 <90%. Tlen powinien być zatem stosowany tak, jak inne leki dożylne, czy doustne w świeżym zawale mięśnia sercowego, czyli tylko w sytuacjach, gdy są do tego konkretne wskazania i pod ścisłą kontrolą wartości parametrów oddechowych[27].

Pacjent ze zdiagnozowanym świeżym zawałem mięśnia sercowego, trafia najczęściej do pracowni hemodynamicznej. W Polsce funkcjonuje 165 prężnie działających pracowni hemodynamicznych (stan w maju 2019 roku). Pracownie są tak rozlokowane, aby transport pacjenta do placówki nie przekraczał dwóch godzin od wystąpienia pierwszych objawów. Jest to podyktowane maksymalizacją skuteczności leczenia i zmniejszeniem śmiertelności w tej grupie chorych. W pracowni hemodynamicznej wykonuje się zabiegi z zakresu kardiologii interwencyjnej, bądź inwazyjnej[28].

W pracowni hemodynamicznej, u pacjenta z rozpoznanym zawałem serca wykonuje się[15,29]:

1) Koronarografię. Jest to inwazyjne badanie serca, które umożliwia ocenę zwężenia w tętnicach wieńcowych, bądź potwierdza obecność materiału zatorowego. Wykonuje się badanie poprzez dojście z tętnicy udowej lub tętnicy promieniowej. Wykonywana jest pod kontrolą RTG, w trakcie diagnostyki podawany jest kontrast przez cewnik do tętnicy wieńcowej. Badanie pozwala potwierdzić zatkanie tętnic wieńcowych i jej udrożnienie. Jest początkiem do przeprowadzenia zabiegu wstępnej angioplastyki wieńcowej.
2) Angioplastyka tętnic wieńcowych (PCI). Jest to zabieg polegający na poszerzeniu zwężonej tętnicy wieńcowej za pomocą specjalnego balonu - stentu. W latach 80 były wykorzystywane były stenty samorozprężalne, następnie wprowadzono stenty rozprężalne za pomocą cewnika balonowego. Rozwój kardologii jednak poszedł dalej i obecnie stosowane są stenty uwalniające substancje antymitotyczne (DES drug eluting stent).

Jedną z pracowni hemodynamiki zaprezentowano na zdjęciu 1.

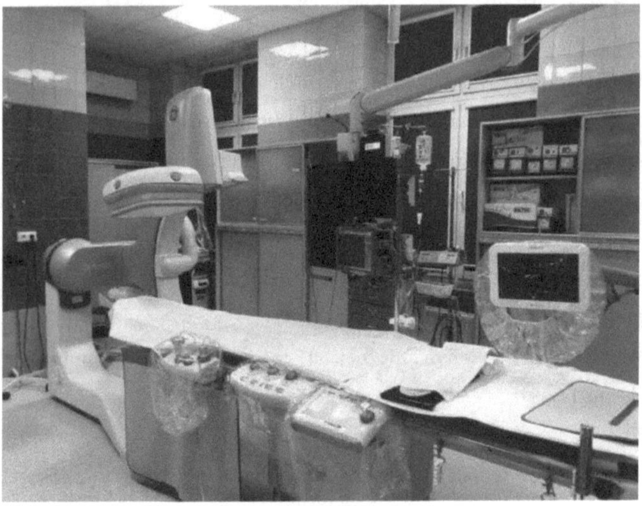

Zdjęcie 1. Pracownia hemodynamiki
Źródło: archiwum własne

Zabiegi PCI są obarczone ryzykiem groźnych powikłań, zarówno w trakcie zabiegu, jak i w okresie bezpośrednio po zabiegu. Grupą szczególnie narażoną na te powikłania są pacjenci, u których zawał mięśnia sercowego przebiega ze wstrząsem kardiogennym, niewydolnością serca i komorowymi zaburzeniami rytmu serca[30].

Po zabiegu angioplastyki tętnic wieńcowych, zalecane jest stosowanie przez okres 12 miesięcy, dwóch leków przeciwpłytkowych. Wyjątek stanowią pacjenci, którzy są w grupie wysokiego ryzyka wystąpienia krwawienia. W tej grupie chorych, czas przyjmowania tych leków można skrócić do 6 miesięcy. Czas hospitalizacji pacjentów po zabiegu PCI wynosi średnio 48-72 godzin, podtrzymując właściwą dalszą opiekę oraz rozpoczęcie wcześniej rehabilitacji[11].

Leczenie pacjenta z zawałem mięśnia sercowego, który trafił do szpitalnego oddziału ratunkowego, polega na możliwie jak najszybszym transporcie pacjenta do pracowni hemodynamicznej, w czasie do 120 minut. Jeżeli jest to niemożliwe, należy rozpocząć leczenie firbynoloticzne, a następnie przetransportować pacjenta do pracowni hemodynamicznej. Jeżeli leczenie fibrynolityczne jest skuteczne, należy wykonać pacjentowi zabieg PCI, a w przypadku nieskutecznego leczenia, należy wykonać koronarografię i ewentualnie podjąć decyzje o rutynowym zabiegu PCI[15].

Na opóźnienie leczenia pacjentów z zawałem serca wpływają dwa podstawowe elementy[11]:

a) występujące po stronie pacjenta: zbyt późna reakcja na wezwanie pomocy od momentu pojawienia się dolegliwości bólowych,
b) występujące po stronie systemu ochrony zdrowia: źle zebrany wywiad, źle postawione rozpoznanie, opóźnienie wykonania PCI.

Aby zminimalizować ryzyko powikłań pozawałowych, należy wdrażać działania prewencyjne, w tym szeroką edukację z zakresu identyfikacji pierwszych objawów zawału i szybkiego zgłaszania się do lekarza lub wezwania pomocy medycznej. Edukacja powinna również obejmować pracowników medycznych, w tym członków zespołu ratownictwa medycznego, w zakresie wykonywania teletransmisji, co przekłada się na realizację założeń współczesnej kardiologii, by pacjent ze świeżym zawałem bezzwłocznie trafił do pracowni hemodynamiki, gdzie zostanie wdrożone specjalistyczne leczenie, dedykowane tej grupie chorych[11,21].

ROZDZIAŁ II – CZĘŚĆ METODOLOGICZNA

2.1. Założenia i cele pracy

Celem pracy było przedstawienie i porównanie postępu diagnostycznego i leczenia ratunkowego w zawale mięśnia sercowego na przestrzeni ostatnich kilkunastu lat.

2.2. Hipotezy

Przystępując do badania określono następujące hipotezy:

1. Istnieje zależność pomiędzy trybem przyjęcia pacjenta do Oddziału a płcią.
2. Istnieje zależność pomiędzy rozpoznaniem klinicznym a płcią.
3. Istnieje zależność pomiędzy występowaniem chorób współistniejących a płcią.
4. Śmiertelność w Oddziale Kardiologii jest niska i nie przekracza 3%.
5. Istnieje zależność pomiędzy śmiertelnością a płcią (badanie grupy z 2019 roku).
6. Istnieje zależność pomiędzy śmiertelnością a trybem przyjęcia do Oddziału (badanie grupy z 2019 roku).

2.3. Materiał i metody badawcze

Przedmiotem badań było przedstawienie postępu diagnostycznego i ratunkowego w kardiologii, w ramach postępowania z pacjentem, u którego podejrzewano wystąpienie zawału mięśnia sercowego. W tym celu porównano dane z dwóch okresów badawczych – roku 2009 i roku 2019.

Kryterium włączenia do grupy badawczej była hospitalizacja pacjenta w Oddziale Kardiologii, w Szpitalu NZOZ Polskiej Grupy Medycznej im. Polonii Świata w Częstochowie, ul. Mickiewicza 12, w okresie od 01.01.2009 do 31.12.2009 oraz w okresie od 01.01.2019 do 31.12.2019, u którego rozpoznano zawał mięśnia sercowego.

Analizie poddano następujące dane, które pozyskano z udostępnionej dokumentacji medycznej:

- płeć,
- wiek,
- tryb przyjęcia,
- czas trwania hospitalizacji,
- rozpoznanie po procesie diagnostycznym,
- ilość zgonów wśród pacjentów włączonych do grupy badawczej.

Dane pozyskano na podstawie uzyskanej pisemnej zgody Ordynatora Oddziału Kardiologii Scanmed S.A. w Częstochowie, ul. Mickiewicza 12, która stanowi załącznik nr 1 do niniejszej pracy.

Zebrane dane uporządkowano w formie tabelarycznej i poddano analizie statystycznej. Analiza wykonana została przy wykorzystaniu pakietu IBM SPSS 26.0 wraz z modułem Exact Tests – testy dokładne. Wszelkie zależności/ korelacje/ różnice są istotne statystycznie gdy $p \leq 0,05$. Weryfikację hipotez przeprowadzono za pomocą testu Chi- kwadrat, metodą Monte Carlo, oraz metodą dokładną. Wyniki zaprezentowano w postaci tabel i wykresów wykonanych w programie Exel 2016.

Część zgromadzonych informacji odnosiła się do pełnego okresu badawczego, jednak z uwagi na brak ewidencjonowanych danych na temat teletransmisji w roku 2009, analizowane dane dotyczyły okresów krótszych, ale mających znaczenie dla zaplanowanego badania. Ewidencjonowane dane na temat teletransmisji dostępne były w okresie od marca 2019 roku.

ROZDZIAŁ III - OMÓWIENIE WYNIKÓW BADAŃ

Grupę badawczą w roku 2009 stanowiło łącznie 1600 pacjentów hospitalizowanych w Oddziale Kardiologii. Podział tej grupy pacjentów ze względu na płeć zaprezentowano na rycinie 11 i zestawiono w tabeli 1.

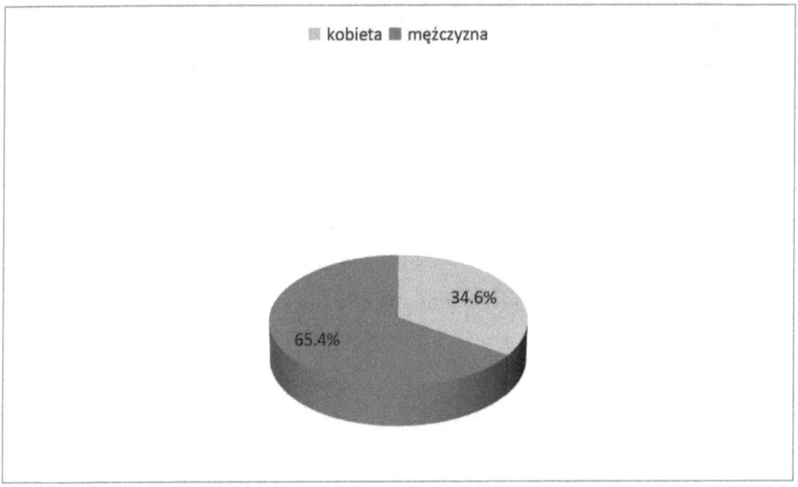

Ryc. 11. Płeć pacjentów oddziału w 2009 roku
Źródło: opracowanie własne

Tab. 1. Płeć pacjentów oddziału kardiologii w 2009 roku

Grupa pacjentów hospitalizowanych w roku 2009		**Liczebność[n]**
	Kobieta	553
	Mężczyzna	1047
	Ogółem	1600

Źródło: opracowanie własne

W tej grupie chorych, przewagę stanowili mężczyźni (n=1047;65,4%).

Analizując dane z 2019 roku stwierdzono, że w Oddziale Kardiologii było w tym roku hospitalizowanych łącznie n=2196 pacjentów. Zróżnicowanie tej grupy chorych względem płci zaprezentowano na rycinie 12 i zestawiono w tabeli 2.

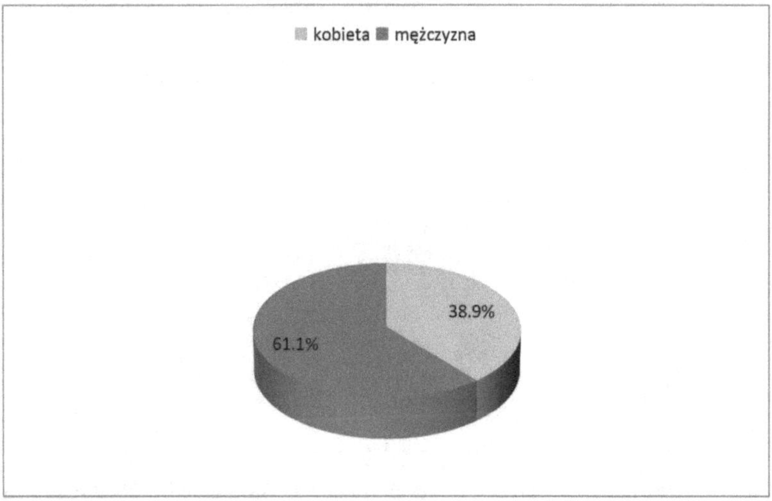

Ryc. 12. Płeć pacjentów oddziału w 2019 roku
Źródło: opracowanie własne

Tab. 2. Płeć pacjentów oddziału kardiologii w 2019 roku

Grupa pacjentów hospitalizowanych w roku 2019		Liczebność[n]
	kobieta	852
	mężczyzna	1340
Ogółem		2196

Źródło: opracowanie własne

Podobnie, jak w roku 2009, również w tej grupie pacjentów przeważali mężczyźni (n=1340;61,1%).

Pod względem wieku, scharakteryzowano wyłącznie grupę pacjentów z roku 2019, przyjmując następujące przedziały wiekowe: 20-40lat, 41-50lat, 51-60lat, 61-70lat, 71-80lat, powyżej 80 lat. Udział procentowy w poszczególnych przedziałach wiekowych zaprezentowano na rycinie 13, a liczebność zestawiono w tabeli 3.

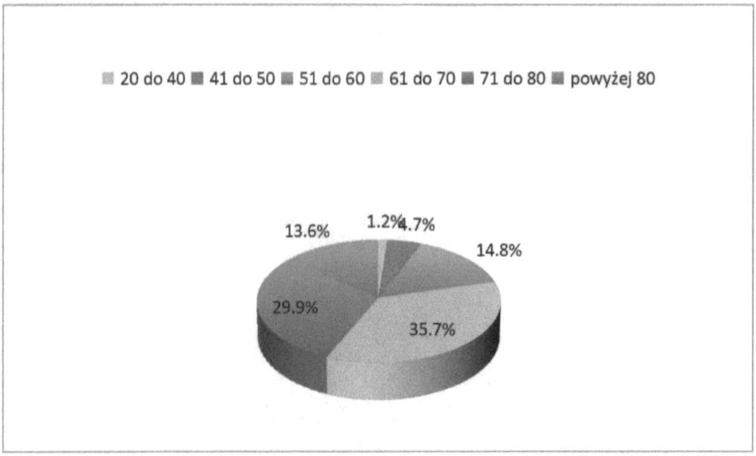

Ryc. 13. Wiek pacjentów przebywających w oddziale kardiologii w 2019 roku
Źródło: opracowanie własne

Tab. 3. Wiek pacjentów przebywających w oddziale kardiologii w 2019 roku

Wiek pacjentów hospitalizowanych w 2019 roku	**Liczebność[n]**
20 do 40	27
41 do 50	103
51 do 60	325
61 do 70	782
71 do 80	654
powyżej 80	298
Ogółem	2189*
	2196

**7 pacjentów nie zostało ujętych w analizie ze względu na brak kompletnych danych*
Źródło: opracowanie własne

Najliczniejszą grupę stanowili pacjenci w przedziale wiekowym 61 do 70 lat (n=782; 35,7 %). Z kolei najmniej liczną grupą byli pacjenci najmłodsi, pomiędzy 20 a 40 rokiem życia (n=27;1,2%).

Ze względu na brak danych odnoszących się do wieku pacjentów hospitalizowanych w Oddziale Kardiologii w roku 2009, nie dokonano charakterystyki tej grupy pacjentów ze względu na wiek. Dane nie były wówczas ewidencjonowane w systemie informatycznym.

Określono, jaki dominował tryb przyjęcia chorych do Oddziału w 2009 roku i 2019 roku. Dane zaprezentowano dla udziału procentowego na rycinie 14, a dla liczebności w tabeli 4

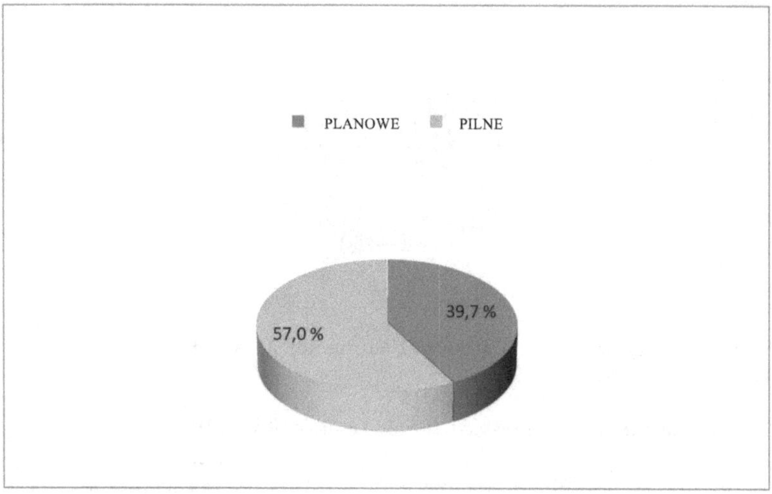

Ryc. 14. Tryb przyjęcia pacjentów do oddziału kardiologii w 2009 roku
Źródło: opracowanie własne

Tab. 4. Tryb przyjęcia pacjentów do oddziału kardiologii w 2009 roku

Tryb przyjęcia pacjentów do oddziału 2009 rok		Częstość	Procent	Procent ważnych
	PLANOWE	635	39,7	39,7
	PILNE	910	57,0	57,00
	Ogółem	1545*	96,6	100,0
Ogółem		1600	100,0	

**55 pacjentów nie posiadało w pełni uzupełnionych danych, z tego też powodu nie zostali ujęci w analizie statystycznej*
Źródło: opracowanie własne

W roku 2009 Oddział Kardiologii był umownie podzielony i działał jako Oddział Kardiologii, gdzie były realizowane przyjęcia planowe i jako Oddział Intensywnej Opieki Kardiologicznej (OIOK), w którym realizowano przyjęcia w trybie pilnym. W roku 2009 przewagę stanowili pacjenci przyjęci do Oddziału w trybie pilnym (n=910;57,0%).

Tożsamą analizę wykonano dla roku 2019, a jej wyniki zestawiono na wykresie 15 dla udziału procentowego i w tabeli 5 dla liczebności.

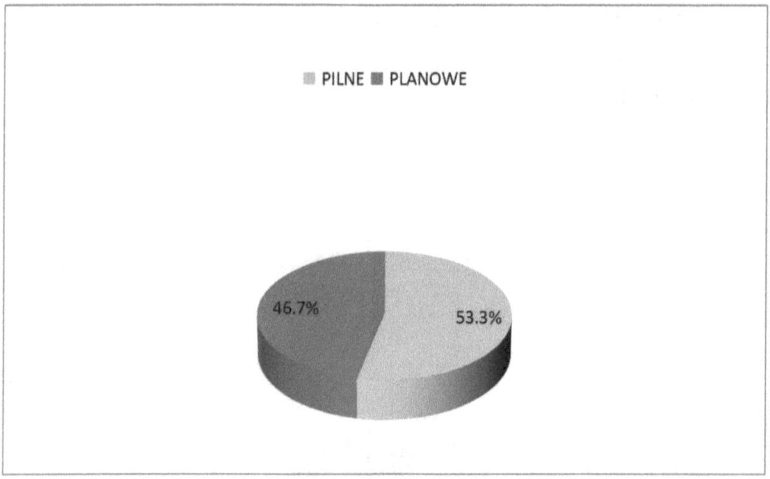

Ryc. 15. Tryb przyjęcia pacjentów do oddziału kardiologii w 2019 roku
Źródło: opracowanie własne

Tab. 5. Tryb przyjęcia pacjentów do oddziału kardiologii w 2019 roku

Tryb przyjęcia pacjentów do oddziału w 2019 roku	**Liczebność[n]**
PILNE	1171
PLANOWE	1025
Ogółem	2196

Źródło: opracowanie własne

W roku 2019 przewagę stanowili pacjenci przyjęci do Oddziału w trybie pilnym (n=1171; 53,3%).

Podjęto próbę określenia, czy płeć była czynnikiem determinującym tryb przyjęcia do Oddziału Kardiologii w roku 2019. Wyniki tej analizy zaprezentowano w tabeli 6.

Tab. 6. Tryb przyjęcia do oddziału w roku 2019 a płeć pacjentów

Tryb przyjęcia do oddziału w roku 2019, a płeć pacjentów			Płeć		Ogółem
			kobieta	mężczyzna	
Tryb przyjęcia	PILNE	N	445	723	1168
		%	**52,2%**	**54,0%**	**53,3%**
	PLANOWE	N	407	617	1024
		%	**47,8%**	**46,0%**	**46,7%**
Ogółem		N	852	1340	2192
		%	**100,0%**	**100,0%**	**100,0%**
ROK 2019					
Phi	-0,017	$0{,}623^{b}$	1	0,430	0,455
współczynnik	**wartość**	**Chi-kwadrat**	**df**	**p**	**p dokładne**

Źródło: opracowanie własne

Wykazano brak związku istotnego statystycznie między płcią a trybem przyjęcia. Zarówno wśród kobiet jak i mężczyzn występuje podobny udział procentowy dla każdego z trybów przyjęcia.

Podjęto próbę określenia średniego czasu trwania hospitalizacji dla dwóch grup badawczych. Przyjęto następujące przedziały czasowe: do jednej doby, 2-3 doby, 4-5 dób, 6-10 dób, 11-20 dób, powyżej 20 dób.

Dane za rok 2009 zestawiono na rycinie 16 i w tabeli 7, a dane z roku 2019 na rycinie 17 i w tabeli 8.

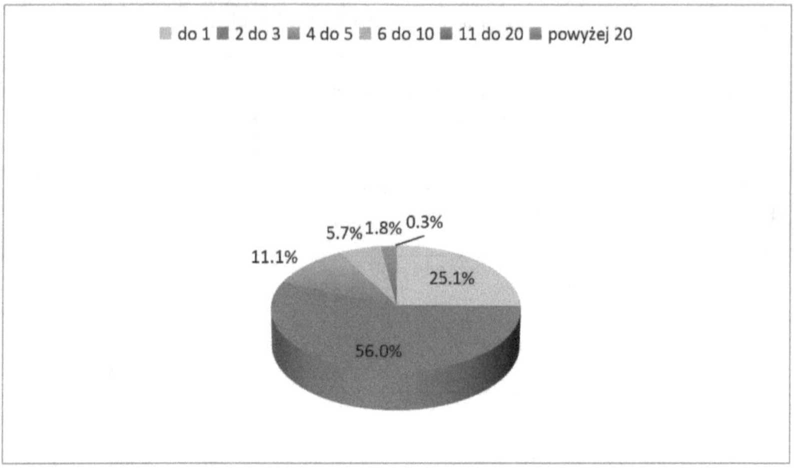

Ryc.16. Liczba dni pobytu pacjentów w oddziale kardiologii w 2009 roku
Źródło: opracowanie własne

Tab. 7. Czas trwania hospitalizacji pacjentów oddziału Kardiologii w 2009 roku

Czas trwania hospitalizacji – 2009 rok		**Liczebność (n)**
	do 1	401
	2 do 3	894
	4 do 5	177
	6 do 10	91
	11 do 20	29
	powyżej 20	5
Ogółem		1600*

**3 pacjentów nie zostało ujętych w analizie ze względu na brak kompletnych danych*
Źródło: opracowanie własne

Średnia liczba dni pobytu w Oddziale w roku 2009 wyniosła 2,77 +/-2,36. Wartość minimalna to 1 dzień, natomiast maksymalna 25 dni. Najliczniejszą grupę stanowili pacjenci, którzy byli hospitalizowani w przedziale 2-3 doby (56%), najmniej liczną grupą byli pacjenci przebywający w Oddziale powyżej 20 dni (0,3%).

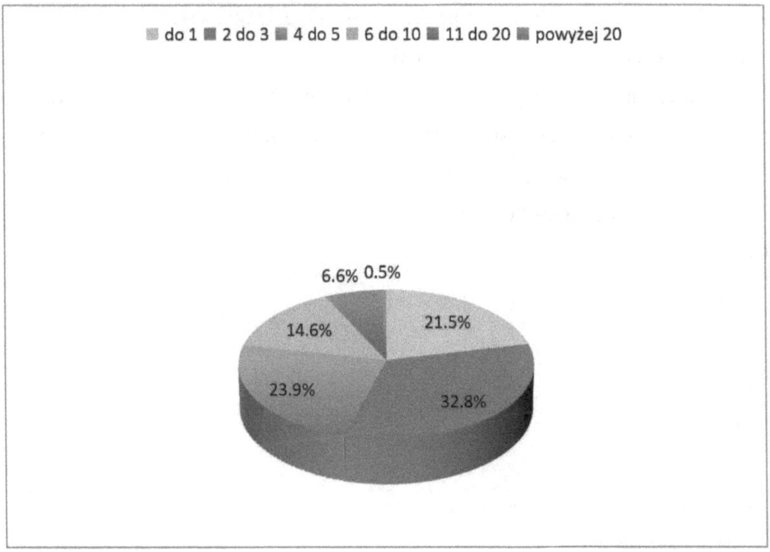

Ryc.17. Liczba dni pobytu pacjentów w oddziale kardiologii w 2019 roku
Źródło: opracowanie własne

Tab. 8. Czas trwania hospitalizacji pacjentów oddziału Kardiologii w 2009 roku

Czas trwania hospitalizacji - 2019		**Liczebność (n)**
	do 1	472
	2 do 3	721
	4 do 5	525
	6 do 10	321
	11 do 20	144
	powyżej 20	12
Ogółem		2196*

**1 pacjent nie został ujętych w analizie ze względu na brak kompletnych danych.*
Źródło: opracowanie własne

Średnia liczba dni pobytu w Oddziale w roku 2019 wyniosła 4,10 +/-3,61. Wartość minimalna to 1 dzień natomiast maksymalna 42 dni. Podobnie jak w roku 2009, najliczniejszą grupę stanowili pacjenci, którzy byli hospitalizowani w przedziale 2-3 doby (32,8%), najmniej liczną grupą byli pacjenci przebywający w Oddziale powyżej

20 dni (0,5%). Rok 2019 przyniósł jednak większe zróżnicowanie w poszczególnych przedziałach czasu trwania hospitalizacji.

Określono diagnozy kliniczne, jakie zostały postawione w toku procesu leczenia dla obu grup pacjentów hospitalizowanych w Oddziale Kardiologii (2009;2019). Dane zestawiono na rycinie 18 i w tabeli 9 dla roku 2009 oraz na rycinie 19 i w tabeli 10 dla roku 2019. Diagnozy zaprezentowano zgodnie z ich klasyfikacją ICD-10.

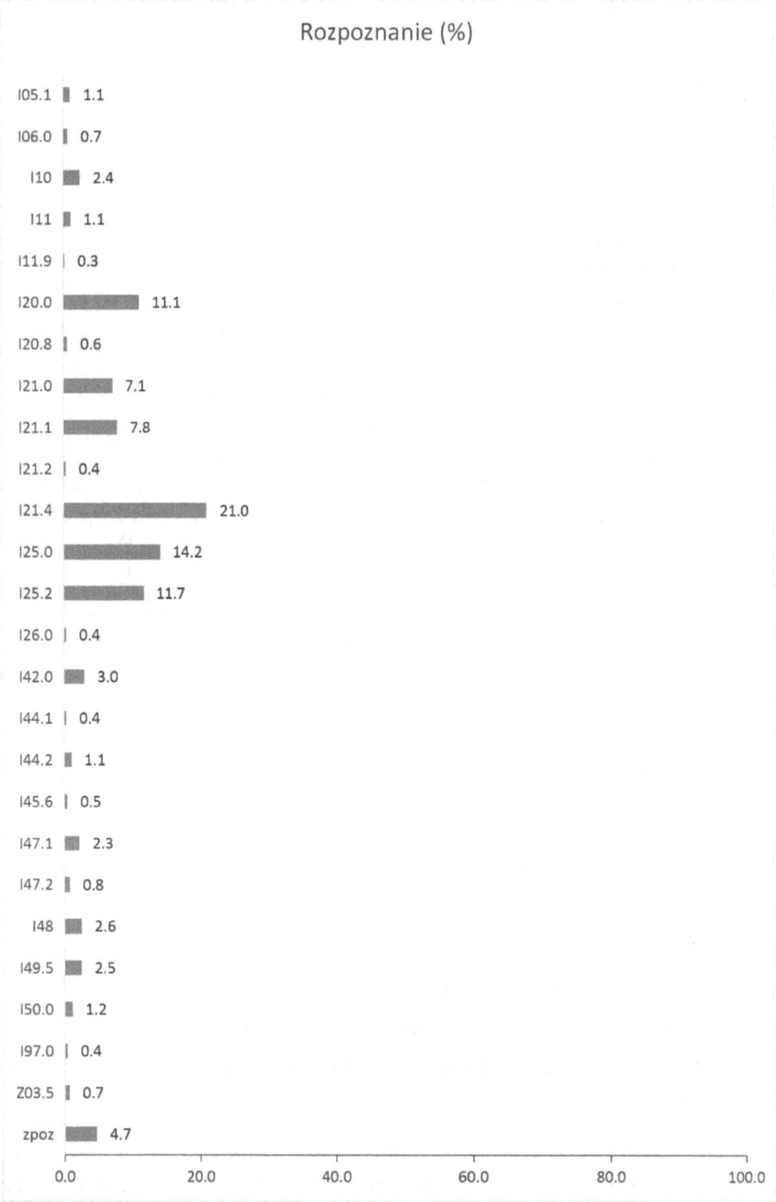

Ryc. 18. Procentowe zróżnicowanie diagnoz wg ICD-10 w roku 2009
Źródło: opracowanie własne

Tab. 9. Liczebność dla poszczególnych rozpoznań w roku 2009

Rozpoznanie wg ICD-10	**Liczebność (n)**
I05.1	17
I06.0	11
I10	39
I11	18
I11.9	4
I20.0	178
I20.8	10
I21.0	114
I21.1	125
I21.2	6
I21.4	336
I25.0	227
I25.2	187
I26.0	6
I42.0	48
I44.1	6
I44.2	18
I45.6	8
I47.1	36
I47.2	13
I48	41
I49.5	40
I50.0	19
I97.0	7
Z03.5	11
zpoz	75
Ogółem	1600

Źródło: opracowanie własne

Trzy najczęściej pojawiające się diagnozy w roku 2009 to:

a) I21.4 (Ostry zawał serca podwsierdziowy): n=336; 21%

b) I25.0 (Choroba serca i naczyń krwionośnych w przebiegu miażdżycy): n=227; 14,2%

c) I25.2 (Stary (przebyty) zawał serca): n=187; 11,7%

Najmniej postawiono rozpoznań I11.9 (Choroba nadciśnieniowa z zajęciem serca bez (zastoinowej niewydolności serca) n=4; 0,3%.

Poniżej zaprezentowano dane z roku 2019.

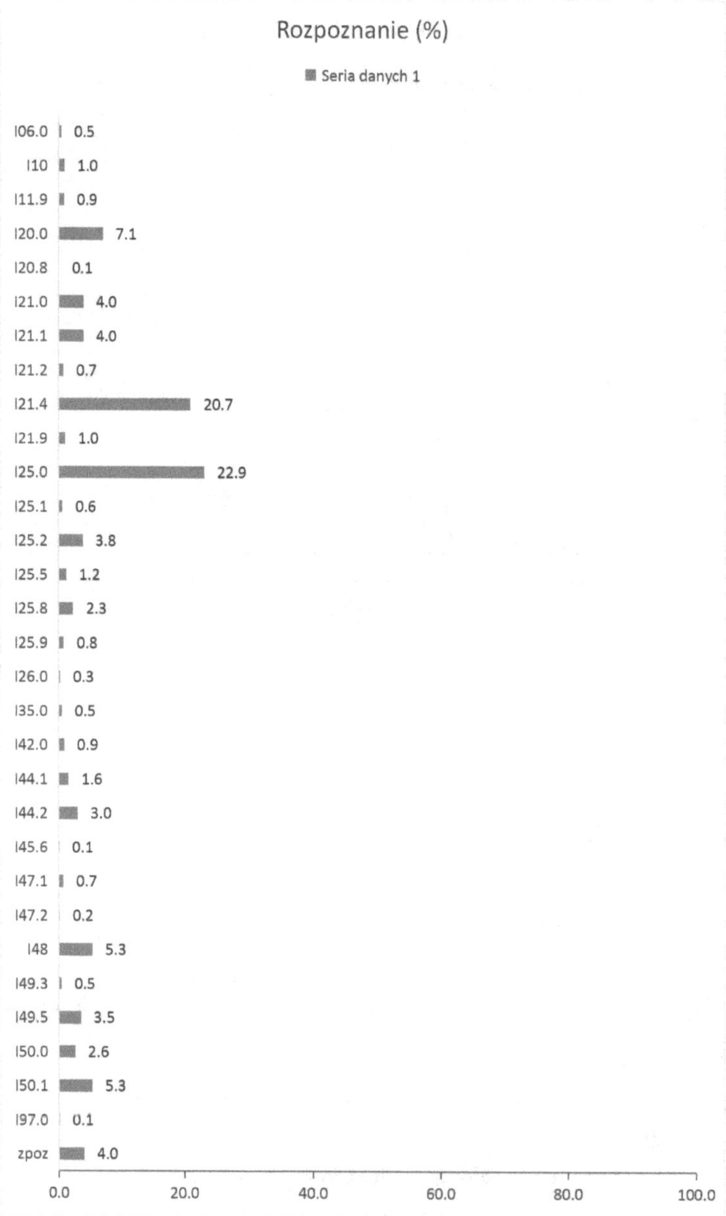

Ryc. 19. Procentowe zróżnicowanie diagnoz wg ICD-10 w roku 2019
Źródło: opracowanie własne

Tab. 10. Liczebność dla poszczególnych rozpoznań w roku 2019

Rozpoznanie wg ICD-10	**Liczebność[n]**
I06.0	10
I10	21
I11.9	19
I20.0	155
I20.8	2
I21.0	87
I21.1	87
I21.2	16
I21.4	455
I21.9	22
I25.0	502
I25.1	13
I25.2	83
I25.5	26
I25.8	50
I25.9	18
I26.0	6
I35.0	12
I42.0	20
I44.1	35
I44.2	66
I45.6	3
I47.1	16
I47.2	4
I48	117
I49.3	10
I49.5	77
I50.0	57
I50.1	116
I97.0	3
zpoz	88
Ogółem	2196

Źródło: opracowanie własne

Trzy najczęściej pojawiające się diagnozy w roku 2019 to:

a) I25.0 (Choroba serca i naczyń krwionośnych w przebiegu miażdżycy): n=502; 22,9%;

b) I21.4 (Ostry zawał serca podwsierdziowy): n=455; 20,7%;

c) I20.0 (Choroba niedokrwienna serca niestabilna): n=155; 7,1%;

Najmniej postawiono rozpoznań: I20.8 (Inne postacie dusznicy bolesnej) n=2; 0,1%, I45.6

(Zespół preekscytacji) n=3; 0,1% oraz I97.0 (Zespół po kardiotomii) n=3; 0,1%.

Analizując dane z roku 2009, w tabeli 11 zestawiono dane demograficzne różnicujące grupę badawczą pod względem rozpoznania, uwzględniając podział grupy ze względu na płeć.

Tab. 11. Rozpoznanie 2009 rok w porównaniu z płcią

			Płeć		Ogółem
			kobieta	mężczyzna	
Rozpoznanie	I05.1	N	11	6	17
		%	**2,0%**	**0,6%**	**1,1%**
	I06.0	N	5	6	11
		%	**0,9%**	**0,6%**	**0,7%**
	I10	N	23	16	39
		%	**4,2%**	**1,5%**	**2,4%**
	I11	N	16	2	18
		%	**2,9%**	**0,2%**	**1,1%**
	I11.9	N	2	2	4
		%	**0,4%**	**0,2%**	**0,3%**
	I20.0	N	58	120	178
		%	**10,5%**	**11,5%**	**11,1%**
	I20.8	N	7	3	10
		%	**1,3%**	**0,3%**	**0,6%**
	I21.0	N	42	72	114
		%	**7,6%**	**6,9%**	**7,1%**
	I21.1	N	31	94	125
		%	**5,6%**	**9,0%**	**7,8%**
	I21.2	N	1	5	6
		%	**0,2%**	**0,5%**	**0,4%**
	I21.4	N	92	244	336
		%	**16,6%**	**23,3%**	**21,0%**
	I25.0	N	80	147	227
		%	**14,5%**	**14,0%**	**14,2%**
	I25.2	N	50	137	187
		%	**9,0%**	**13,1%**	**11,7%**
	I26.0	N	4	2	6
		%	**0,7%**	**0,2%**	**0,4%**
	I42.0	N	9	39	48
		%	**1,6%**	**3,7%**	**3,0%**
	I44.1	N	3	3	6
		%	**0,5%**	**0,3%**	**0,4%**
	I44.2	N	10	8	18
		%	**1,8%**	**0,8%**	**1,1%**
	I45.6	N	3	5	8
		%	**0,5%**	**0,5%**	**0,5%**
	I47.1	N	22	14	36
		%	**4,0%**	**1,3%**	**2,3%**
	I47.2	N	3	10	13
		%	**0,5%**	**1,0%**	**0,8%**
	I48	N	15	26	41
		%	**2,7%**	**2,5%**	**2,6%**
	I49.5	N	19	21	40

		%	**3,4%**	**2,0%**	**2,5%**
	I50.0	N	8	11	19
		%	**1,4%**	**1,1%**	**1,2%**
	I97.0	N	1	6	7
		%	**0,2%**	**0,6%**	**0,4%**
	Z03.5	N	4	7	11
		%	**0,7%**	**0,7%**	**0,7%**
	zpoz	N	34	41	75
		%	**6,1%**	**3,9%**	**4,7%**
Ogółem		N	553	1047	1600
		%	**100,0%**	**100,0%**	**100,0%**
ROK 2009					
V Kramera	0,249	99,439[b]	25	0,000	0,000[c]
Współczynnik	**wartość**	**Chi-kwadrat**	**df**	**p**	**p Monte Carlo**

Źródło: opracowanie własne

W badanej grupie wykazano, że zależność między zmiennymi jest istotna statystycznie oraz charakteryzuje się nieznaczną siłą związku.

Tożsamą analizę wykonano dla grupy badawczej z roku 2019, a jej wyniki zestawiono w tabeli 12.

Tab. 12. Rozpoznanie 2019 rok w porównaniu z płcią

			Płeć		Ogółem
			kobieta	mężczyzna	
Rozpoznanie	I06.0	N	8	2	10
		%	**0,9%**	**0,1%**	**0,5%**
	I10	N	16	5	21
		%	**1,9%**	**0,4%**	**1,0%**
	I11.9	N	14	5	19
		%	**1,6%**	**0,4%**	**0,9%**
	I20.0	N	52	103	155
		%	**6,1%**	**7,7%**	**7,1%**
	I20.8	N	2	0	2
		%	**0,2%**	**0,0%**	**0,1%**
	I21.0	N	31	56	87
		%	**3,6%**	**4,2%**	**4,0%**
	I21.1	N	25	61	86
		%	**2,9%**	**4,6%**	**3,9%**
	I21.2	N	4	11	15
		%	**0,5%**	**0,8%**	**0,7%**
	I21.4	N	174	281	455
		%	**20,4%**	**21,0%**	**20,8%**
	I21.9	N	8	14	22
		%	**0,9%**	**1,0%**	**1,0%**
	I25.0	N	194	308	502
		%	**22,8%**	**23,0%**	**22,9%**
	I25.1	N	6	7	13
		%	**0,7%**	**0,5%**	**0,6%**
	I25.2	N	25	57	82
		%	**2,9%**	**4,3%**	**3,7%**

	I25.5	N	5	21	26
		%	**0,6%**	**1,6%**	**1,2%**
	I25.8	N	38	12	50
		%	**4,5%**	**0,9%**	**2,3%**
	I25.9	N	9	9	18
		%	**1,1%**	**0,7%**	**0,8%**
	I26.0	N	2	4	6
		%	**0,2%**	**0,3%**	**0,3%**
	I35.0	N	5	6	11
		%	**0,6%**	**0,4%**	**0,5%**
	I42.0	N	4	16	20
		%	**0,5%**	**1,2%**	**0,9%**
	I44.1	N	9	26	35
		%	**1,1%**	**1,9%**	**1,6%**
	I44.2	N	33	33	66
		%	**3,9%**	**2,5%**	**3,0%**
	I45.6	N	1	2	3
		%	**0,1%**	**0,1%**	**0,1%**
	I47.1	N	10	6	16
		%	**1,2%**	**0,4%**	**0,7%**
	I47.2	N	1	3	4
		%	**0,1%**	**0,2%**	**0,2%**
	I48	N	46	71	117
		%	**5,4%**	**5,3%**	**5,3%**
	I49.3	N	6	4	10
		%	**0,7%**	**0,3%**	**0,5%**
	I49.5	N	41	36	77
		%	**4,8%**	**2,7%**	**3,5%**
	I50.0	N	14	43	57
		%	**1,6%**	**3,2%**	**2,6%**
	I50.1	N	30	86	116
		%	**3,5%**	**6,4%**	**5,3%**
	I97.0	N	0	3	3
		%	**0,0%**	**0,2%**	**0,1%**
	zpoz	N	39	49	88
		%	**4,6%**	**3,7%**	**4,0%**
Ogółem		N	852	1340	2192
		%	**100,0%**	**100,0%**	**100,0%**
ROK 2019					
V Kramera	0,228	114,097b	30	0,000	0,000c
współczynnik	**wartość**	**Chi-kwadrat**	**df**	**p**	**p Monte Carlo**

Źródło: opracowanie własne

W badanej grupie wykazano, że zależność między zmiennymi jest istotna statystycznie oraz charakteryzuje się nieznaczną siłą związku.

W celu ułatwienia interpretacji rozpoznań klinicznych umieszczonych w powyższych tabelach, poniżej wyjaśniono poszczególne symbole jednostek chorobowych:

I05.1- Reumatyczna niedomykalność zastawki dwudzielnej

I06.0- Reumatyczne zwężenie tętnicy głównej

I10- Samoistne (pierwotne) nadciśnienie

I11- Choroba nadciśnieniowa z zajęciem serca, z (zastoinową) niewydolnością serca

I11.9- Choroba nadciśnieniowa z zajęciem serca bez (zastoinowej) niewydolności serca

I20.0- Choroba niedokrwienna serca niestabilna

I20.8- Inne postacie dusznicy bolesnej

I21.0 - Ostry zawał serca

I21.1-Ostry zawał serca pełnościenny ściany dolnej

I21.2- Ostry zawał serca pełnościenny o innej lokalizacji

I21.4- Ostry zawał serca podwsierdziowy

I21.9- Ostry zawał serca, nieokreślony

I25.0- Choroba serca i naczyń krwionośnych w przebiegu miażdżycy

I25.1- Choroba serca w przebiegu miażdżycy

I25.2- Stary (przebyty) zawał serca

I25.5-Kardiomiopatia niedokrwienna

I25.8- Inne postacie przewlekłej choroby niedokrwiennej serca

I25.9- Przewlekła choroba niedokrwienna serca, nie określona

I26.0- Zator płucny ze wzmianką o ostrym sercu płucnym

I35.0- Zwężenie zastawki tętnicy głównej

I42.0- Kardiomiopatia rozstrzeniowa

I44.1- Blok przedsionkowo-komorowy drugiego stopnia

I44.2- Blok przedsionkowo-komorowy zupełny

I45.6- Zespół preekscytacji

I47.1- Częstoskurcz nadkomorowy

I47.2- Częstoskurcz komorowy

I48- Utrwalone migotanie przedsionków

I49.3- Przedwczesna depolaryzacja (pobudzenie) komór

I49.5- Zespół chorej zatoki

I50.0- Niewydolność serca zastoinowa

I50.1-Niewydolność serca lewokomorowa

I97.0- Zespół po kardiotomii

Z03.5- Obserwacja w kierunku podejrzewanych innych chorób sercowo-naczyniowych

ZPOZ-Zakład Podstawowej Opieki Zdrowotnej.

Podjęto próbę określenia, jakie choroby współistniejące występowały u pacjentów w obydwu grupach badawczych. Pozyskane dane zaprezentowano na rycinie 20 i w tabeli 13 dla roku 2009 oraz na rycinie 21 i w tabeli 14 dla roku 2019.

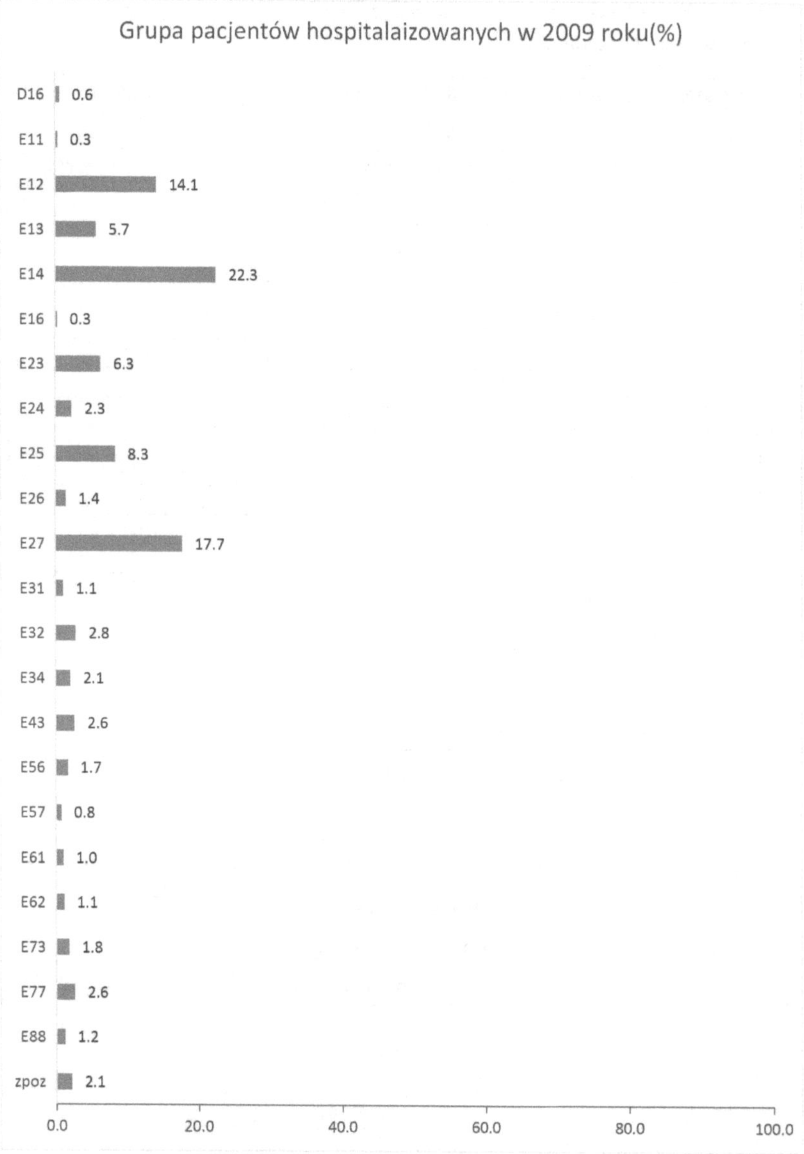

Ryc. 20. Procentowy udział występowania chorób współistniejących w grupie pacjentów hospitalizowanych w roku 2009

Źródło: opracowanie własne

Tab. 13. Częstotliwość występowania chorób współistniejących w grupie pacjentów hospitalizowanych w roku 2009

Rozpoznanie choroby współistniejącej wg ICD-10	Liczebność[n]
D16	9
E11	5
E12	225
E13	91
E14	357
E16	4
E23	101
E24	36
E25	133
E26	23
E27	283
E31	17
E32	45
E34	33
E43	42
E56	27
E57	12
E61	16
E62	18
E73	29
E77	41
E88	19
zpoz	34
Ogółem	1600

Źródło: opracowanie własne

Trzy najczęściej pojawiające się choroby współistniejące w roku 2009 to:

a) E14 (Cukrzyca nieokreślona (ze śpiączką)): n=357; 22,3%;

b) E27 (Inne zaburzenia kory nadnerczy): n=283; 17,7%;

c) E12 (Cukrzyca związana z niedożywieniem (z kwasicą ketonową)): n=225; 14,1%;

Poniżej zaprezentowano dane dla roku 2019.

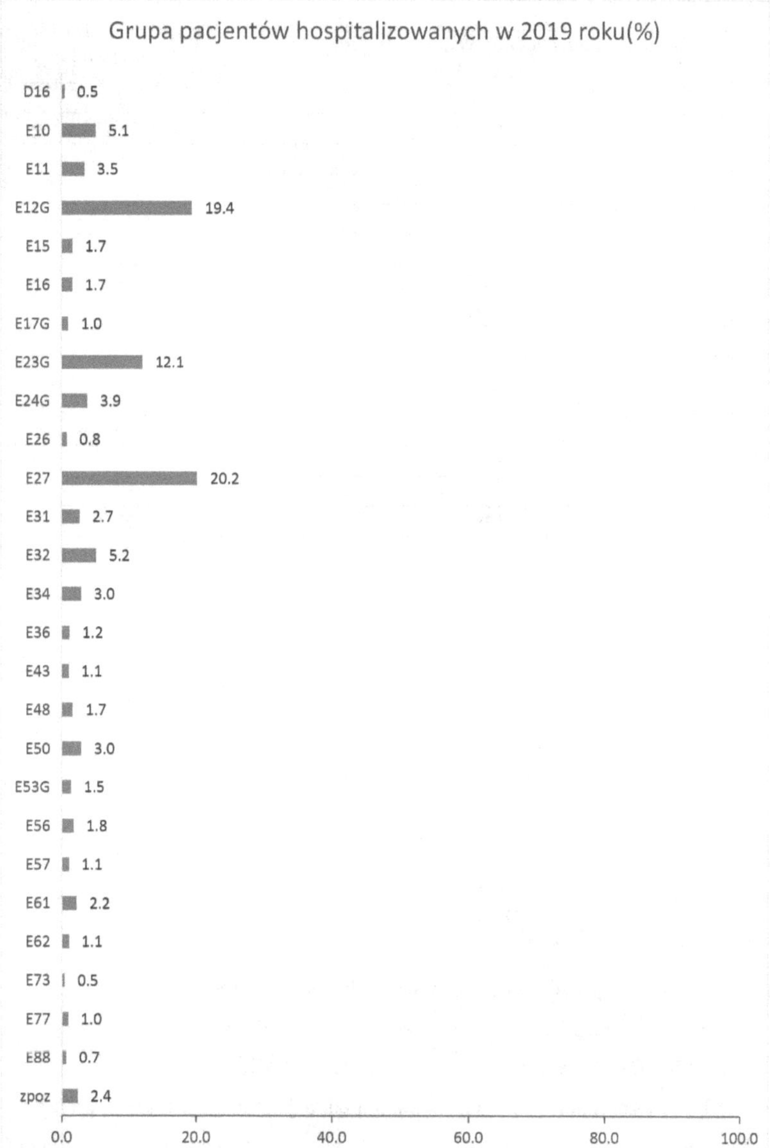

Ryc. 21. Procentowy udział występowania chorób współistniejących w grupie pacjentów hospitalizowanych w roku 2019
Źródło: opracowanie własne

Tab. 14. Częstotliwość występowania chorób współistniejących w grupie pacjentów hospitalizowanych w roku 2019

Rozpoznanie choroby współistniejącej wg ICD-10	Liczebność[n]
D16	11
E10	113
E11	76
E12G	427
E15	37
E16	37
E17G	23
E23G	265
E24G	85
E26	18
E27	444
E31	60
E32	114
E34	65
E36	27
E43	24
E48	38
E50	65
E53G	32
E56	40
E57	24
E61	49
E62	24
E73	10
E77	21
E88	15
zpoz	52
Ogółem	2196

Źródło: opracowanie własne

Trzy najczęściej pojawiające się choroby współistniejące w roku 2019 to:

a) E27 (Inne zaburzenia kory nadnerczy): n=444; 20,2%;

b) E12G (OZW - leczenie inwazyjne): n=427; 19,4%;

c) E23G (Angioplastyka wieńcowa z implantacją jednego stentu): n=265; 12,1%;

Analizując dane z roku 2009, w tabeli 15 zestawiono dane demograficzne różnicujące grupę badawczą pod względem chorób współistniejących pacjentów uwzględniając podział grupy ze względu na płeć.

Tab. 15. Występowanie chorób współistniejących w grupie przyjętych wszystkich pacjentów w oddziale kardiologii w roku 2009 z uwzględnieniem płci

			Płeć		Ogółem
			kobieta	mężczyzna	
	D16	N	5	4	9
		%	**0,9%**	**0,4%**	**0,6%**
	E11	N	1	4	5
		%	**0,2%**	**0,4%**	**0,3%**
	E12	N	64	161	225
		%	**11,6%**	**15,4%**	**14,1%**
	E13	N	32	59	91
		%	**5,8%**	**5,6%**	**5,7%**
	E14	N	114	243	357
		%	**20,6%**	**23,2%**	**22,3%**
	E16	N	1	3	4
		%	**0,2%**	**0,3%**	**0,3%**
	E23	N	18	83	101
		%	**3,3%**	**7,9%**	**6,3%**
	E24	N	12	24	36
		%	**2,2%**	**2,3%**	**2,3%**
	E25	N	38	95	133
		%	**6,9%**	**9,1%**	**8,3%**
	E26	N	9	14	23
		%	**1,6%**	**1,3%**	**1,4%**
	E27	N	129	154	283
		%	**23,3%**	**14,7%**	**17,7%**
	E31	N	6	11	17
		%	**1,1%**	**1,1%**	**1,1%**
	E32	N	25	20	45
		%	**4,5%**	**1,9%**	**2,8%**
	E34	N	4	29	33
		%	**0,7%**	**2,8%**	**2,1%**
	E43	N	19	23	42
		%	**3,4%**	**2,2%**	**2,6%**
	E56	N	11	16	27
		%	**2,0%**	**1,5%**	**1,7%**
	E57	N	2	10	12
		%	**0,4%**	**1,0%**	**0,8%**
	E61	N	4	12	16
		%	**0,7%**	**1,1%**	**1,0%**
	E62	N	6	12	18
		%	**1,1%**	**1,1%**	**1,1%**
	E73	N	17	12	29
		%	**3,1%**	**1,1%**	**1,8%**
	E77	N	11	30	41
		%	**2,0%**	**2,9%**	**2,6%**
	E88	N	9	10	19
		%	**1,6%**	**1,0%**	**1,2%**
	zpoz	N	16	18	34

		%	**2,9%**	**1,7%**	**2,1%**
Ogółem		N	553	1047	1600
		%	**100,0%**	**100,0%**	**100,0%**
ROK 2009					
V Kramera	0,210	70,555[b]	22	0,000	0,000[c]
współczynnik	**wartość**	**Chi-kwadrat**	**df**	**p**	**p Monte Carlo**

Źródło: opracowanie własne

W badanej grupie wykazano, że zależność między zmiennymi jest istotna statystycznie oraz charakteryzuje się nieznaczną siłą związku.

Analizując dane z roku 2019, w tabeli 16 zestawiono dane demograficzne różnicujące grupę badawczą pod względem chorób współistniejących pacjentów uwzględniając podział grupy ze względu na płeć.

Tab. 16. Występowanie chorób współistniejących w grupie przyjętych wszystkich pacjentów w oddziale kardiologii w roku 2019 z uwzględnieniem płci

			Płeć		Ogółem
			kobieta	mężczyzna	
	D16	N	5	6	11
		%	**0,6%**	**0,4%**	**0,5%**
	E10	N	46	67	113
		%	**5,4%**	**5,0%**	**5,2%**
	E11	N	29	47	76
		%	**3,4%**	**3,5%**	**3,5%**
	E12G	N	141	285	426
		%	**16,5%**	**21,3%**	**19,4%**
	E15	N	21	16	37
		%	**2,5%**	**1,2%**	**1,7%**
	E16	N	12	25	37
		%	**1,4%**	**1,9%**	**1,7%**
	E17G	N	4	19	23
		%	**0,5%**	**1,4%**	**1,0%**
	E23G	N	89	175	264
		%	**10,4%**	**13,1%**	**12,0%**
	E24G	N	32	53	85
		%	**3,8%**	**4,0%**	**3,9%**
	E26	N	4	14	18
		%	**0,5%**	**1,0%**	**0,8%**
	E27	N	219	224	443
		%	**25,7%**	**16,7%**	**20,2%**
	E31	N	28	32	60
		%	**3,3%**	**2,4%**	**2,7%**
	E32	N	53	61	114
		%	**6,2%**	**4,6%**	**5,2%**
	E34	N	15	50	65
		%	**1,8%**	**3,7%**	**3,0%**
	E36	N	4	23	27
		%	**0,5%**	**1,7%**	**1,2%**
	E43	N	12	12	24

		%	**1,4%**	**0,9%**	**1,1%**
	E48	N	12	26	38
		%	**1,4%**	**1,9%**	**1,7%**
	E50	N	15	50	65
		%	**1,8%**	**3,7%**	**3,0%**
	E53G	N	11	21	32
		%	**1,3%**	**1,6%**	**1,5%**
	E56	N	20	20	40
		%	**2,3%**	**1,5%**	**1,8%**
	E57	N	9	15	24
		%	**1,1%**	**1,1%**	**1,1%**
	E61	N	27	22	49
		%	**3,2%**	**1,6%**	**2,2%**
	E62	N	7	17	24
		%	**0,8%**	**1,3%**	**1,1%**
	E73	N	4	6	10
		%	**0,5%**	**0,4%**	**0,5%**
	E77	N	6	15	21
		%	**0,7%**	**1,1%**	**1,0%**
	E88	N	12	3	15
		%	**1,4%**	**0,2%**	**0,7%**
	zpoz	N	15	36	51
		%	**1,8%**	**2,7%**	**2,3%**
Ogółem		N	852	1340	2192
		%	**100,0%**	**100,0%**	**100,0%**
ROK 2019					
V Kramera	0,204	91,312[b]	26	0,000	0,000[c]
współczynnik	**wartość**	**Chi-kwadrat**	**df**	**p**	**p Monte Carlo**

Źródło: opracowanie własne

W badanej grupie wykazano, że zależność między zmiennymi jest istotna statystycznie oraz charakteryzuje się słabą siłą związku.

W celu ułatwienia interpretacji rozpoznań klinicznych umieszczonych w powyższych tabelach, poniżej wyjaśniono poszczególne symbole jednostek chorobowych:

D16- Nowotwór niezłośliwy (łopatka i kości długie kończyny górnej)

E10- Cukrzyca insulinozależna

E11- Cukrzyca insulinoniezależna (ze śpiączką)

E12G- Choroba niedokrwienna serca niestabilna

E13- Inne określone postacie cukrzycy

E14- Cukrzyca nieokreślona (ze śpiączką)

E15- Śpiączka hipoglikemiczna, niecukrzycowa

E16- Inne zaburzenia wydzielania wewnętrznego trzustki

E17G- OZW - leczenie zachowawcze

E23G- Angioplastyka wieńcowa z implantacją jednego stentu

E24G- Angioplastyka wieńcowa z implantacją nie mniej niż 2 stentów lub wielonaczyniowa

E25- Wrodzone zespoły nadnerczowo-płciowe związane z niedoborem enzymów

E26- Pierwotny hiperaldosteronizm

E27- Inne zaburzenia kory nadnerczy

E31- Wielogruczołowa niewydolność autoimmunologiczna

E32- Utrzymujący się przerost grasicy

E34- Inne zaburzenia endokrynologiczne

E36- Wszczepienie/ wymiana CRT-D > 17 r.ż.

E43- Ciężkie niedożywienie białkowo-energetyczne, nieokreślone

E48-Ablacja migotania przedsionków - izolacja żył płucnych

E50- Niedobór witaminy a

E53G- Niewydolność krążenia

E56- Niedobór witaminy e

E57- Choroba niedokrwienna serca > 17 r.ż. < 70 r.ż. bez pw

E61- Niedobór innych składników pokarmowych

E62- Zaburzenia rytmu serca > 17 r.ż. < 70 r.ż. bez pw

E73- Wrodzony niedobór laktazy

E77- Zaburzenia degradacji glikoprotein

E88-Lipodystrofia, niesklasyfikowana gdzie indziej

ZPOZ-Zakład Podstawowej Opieki Zdrowotnej

Podjęto próbę określenia odsetka śmiertelności w grupach pacjentów włączonych do badania. Dane dla grupy chorych hospitalizowanych w roku 2009 zaprezentowano na rycinie 22 oraz zestawiono w tabeli 17

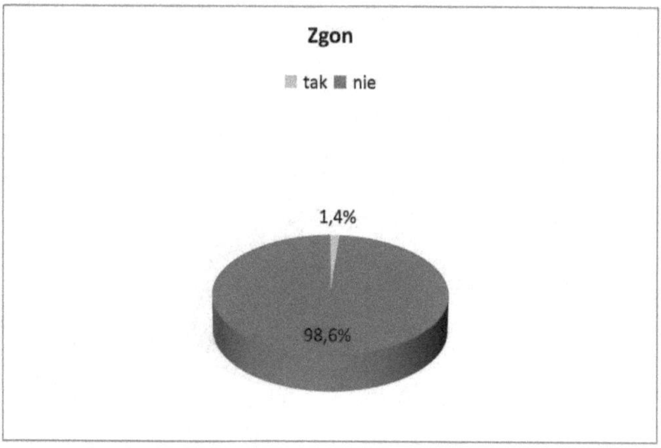

Ryc. 22. Procentowy udział zgonów w oddziale kardiologii w roku 2009
Źródło: opracowanie własne

Tab. 17. Ilość zgonów w oddziale kardiologii w roku 2009

Ilość zgonów w oddziale w 2009 roku	**Liczebność[n]**
tak	22
nie	1578
Ogółem	1600

Źródło: opracowanie własne

Tożsamą analizę wykonano dla grupy chorych hospitalizowanych w Oddziale Kardiologii w roku 2019, a uzyskane dane przedstawiono na rycinie 23 i zestawiono w tabeli 18.

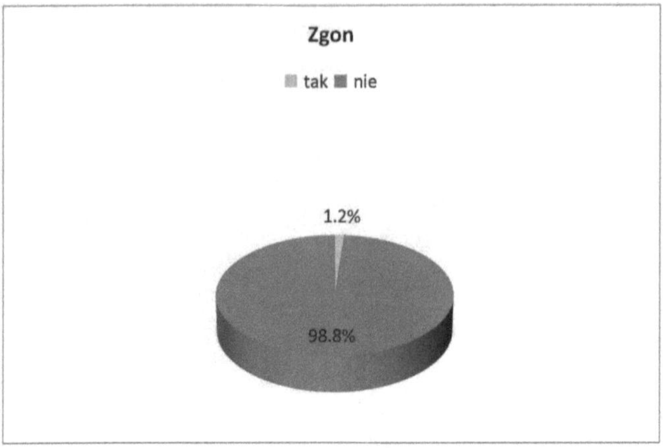

Ryc. 23. Procentowy udział zgonów w oddziale kardiologii w roku 2019
Źródło: opracowanie własne

Tab. 18. Ilość zgonów w oddziale kardiologii w roku 2019

Ilość zgonów w oddziale w 2019 roku	**Liczebność[n]**
tak	27
nie	2169
Ogółem	2196

Źródło: opracowanie własne

W obu badanych grupach odnotowano niski odsetek śmiertelności (2009 – 1,4%; 2019 – 1,2%).

Analizując dane z roku 2019, w tabeli 19 zestawiono dane demograficzne różnicujące grupę badawczą pod względem ilości zgonów pacjentów uwzględniając podział grupy ze względu na płeć.

Tab. 19. Ilość zgonów w oddziale kardiologii w roku 2019 względem płci

			Płeć		Ogółem
			Kobieta	mężczyzna	
Zgon	tak	N	9	18	27
		%	**1,1%**	**1,3%**	**1,2%**
	nie	N	843	1322	2165
		%	**98,9%**	**98,7%**	**98,8%**
Ogółem		N	852	1340	2192
		%	**100,0%**	**100,0%**	**100,0%**
ROK 2019					
Phi	-0,013	$0,353^{b}$	1	0,553	0,692
współczynnik	**wartość**	**Chi-kwadrat**	**Df**	**p**	**p dokładne**

Źródło: opracowanie własne

Z przeprowadzonej analizy wynika, że wystąpienie zgonu w 2019 roku nie było zależne w sposób istotny statystycznie od płci.

Analizując dane z roku 2019, w tabeli 20 zestawiono dane demograficzne różnicujące grupę badawczą pod względem ilości zgonów pacjentów uwzględniając tryb przyjęcia pacjenta do oddziału.

Tab. 20. Ilość zgonów pacjentów w oddziale kardiologii w roku 2019 względem trybu przyjęcia

			Tryb przyjęcia		Ogółem
			PILNE	PLANOWE	
Zgon	tak	N	27	0	27
		%	**2,3%**	**0,0%**	**1,2%**
	nie	N	1144	1025	2169
		%	**97,7%**	**100,0%**	**98,8%**
Ogółem		N	1171	1025	2196
		%	**100,0%**	**100,0%**	**100,0%**
ROK 2019					
Phi	0,104	$23,928^{b}$	1	0,000	0,000
współczynnik	**wartość**	**Chi-kwadrat**	**Df**	**p**	**p dokładne**

Źródło: opracowanie własne

W 2019 roku zgon w trybie pilnym przyjęcia wystąpił tylko w 2,3%. W trybie planowym nie zaobserwowano zgonów. Zależność jest istotna statystycznie oraz odznacza się słabą siłą związku.

Danych jak wiek pacjentów, tryb przyjęcia do oddziału, w Oddziale Kardiologii z 2009 roku nie zostały podane z powodu braku prowadzenia dokładnej ewidencji w systemie informatycznym, z którego pozyskiwano dane. Brak możliwości dokonania analizy statystycznej. Jedynie po analizie dokumentacji medycznej wynika, iż w 2009 roku odnotowano 22 zgony pacjentów w Oddziale Kardiologii. Z braku dokładniejszego ewidencjonowania, nie można było przeprowadzić analizy statystycznej, zależnej od czynników różnicujących grupę badawczą.

Z analizy dokumentacji medycznej Oddziału Kardiologii wynika, że teletransmisje rozpoczęto ewidencjonować dopiero od marca 2019 roku. Dlatego nie możliwym było porównanie ilości wykonanych teletransmisji z rokiem 2009. Liczba wykonywanych teletransmisji od marca 2019 roku przedstawia się następująco:

Tab. 21. Liczba wykonanych teletransmisji

Miesiąc	**Liczba wykonanych teletransmisji[n]**
marzec	85
kwiecień	81
maj	85
czerwiec	63
lipiec	86
sierpień	93
wrzesień	70
październik	62
listopad	76
grudzień	66
ogółem	767

Źródło: opracowanie własne

Łącznie wykonano n=767 teletransmisji w okresie od marca do grudnia 2019 roku.

ROZDZIAŁ IV - DYSKUSJA

Rozwój i postęp kardiologii w leczeniu zawału mięśnia sercowego w Polsce zauważalny jest od 2001 roku. Dzięki temu zauważalny został spadek śmiertelności wśród pacjentów z zawałem mięśnia sercowego. W 2004 roku, w 30-dniowym okresie obserwacji zauważono spadek liczby zgonów o 5,2% wśród pacjentów z zawałem mięśnia sercowego. W 2015 roku w ramach obserwacji rocznej, odnotowano spadek śmiertelności z 24% do 18,5%[1].

Pomimo obserwowanego gigantycznego rozwoju kardiologii, nadal widoczne są obszary, które mają potencjał do poprawy jakości świadczonych usług medycznych. Czynniki warunkujące tą poprawę dotyczą zarówno ochrony zdrowia, ale także samego pacjenta. Szybsza reakcja pacjenta na wystąpienie dolegliwości bólowych, krótki czas od chwili wezwania służb medycznych do czasu dotarcia pacjenta do pracowni hemodynamiki, warunkują zmniejszenie śmiertelności i zmniejszenie powikłań wynikających z zawału mięśnia sercowego. Ważna rolę odgrywają również czynniki wynikające z opóźnień wewnątrzszpitalnych. Prowadzone są programy edukacyjne, mające na celu edukację o objawach zawału mięśnia sercowego, jak również o skutkach opóźniania wdrożenia leczenia. W badaniach Kaweckiego i wsp. wykazano, że dzięki bezpośredniemu przyjęciu do oddziału z pracownią hemodynamiczną,-zmniejsza się uszkodzenie lewej komory serca i procentuje to dużo lepszym rokowaniem w okresie dwunastomiesięcznym po przebytym zawale mięśnia sercowego[1].

Aby przedstawić procedurę diagnostyczną i ratunkową w kardiologii, w ramach postępowania z pacjentem, u którego podejrzewano wystąpienia zawału mięśnia sercowego, podjęto się analizy dokumentacji medycznej z dwóch okresów badawczych: rok 2009 i rok 2019. Analizie poddane zostały dane, które udało się pozyskać z udostępnionej dokumentacji medycznej przez Oddział Kardiologii w Szpitalu NZOZ Polskiej Grupy Medycznej im. Polonii Świata w Częstochowie. Zauważalna jest zdecydowanie większa liczba mężczyzn ze zdiagnozowanym zawałem mięśnia sercowego zarówno w roku 2009 jak i w roku 2019.

W badaniach Piątek i wsp. również zwrócono uwagę na zdecydowanie większą liczbę płci męskiej ze zdiagnozowanym NSTEMI, było to aż 61,7% całej badanej populacji[12]. Badania przeprowadzone przez Wójcik i wsp. także pokazują wyraźnie większy udział procentowy pacjentów płci męskiej ze zdiagnozowanym zawałem mięśnia sercowego. W ich badaniu było to 67,5%[29]. Wyniki badania własnego wpisują się zatem w wyniki innych autorów, bowiem w badanej grupie chorych uzyskano porównywalne wyniki: 65,4% dla roku 2009 i 61,1% dla roku 2019. W związku z tym, wskazane jest skierowanie działań edukacyjnych szczególnie do grupy mężczyzn, wobec których obserwuje się występowanie większą częstotliwości występowania czynników powstania zawału mięśnia sercowego, np. palenie tytoniu, brak aktywności fizycznej, otyłość.

Po przeprowadzonej analizie dokumentacji medycznej z roku 2019, wyliczono średnią wieku pacjentów hospitalizowanych w Oddziale Kardiologii, która wyniosła 68,5 roku. W badania Piątek i wsp. średni wiek kobiet w grupie badawczej wynosił 72 lata, natomiast mężczyzn 67 lat[12]. W badaniu Wójcik i wsp. średni wiek pacjentów badanej grupy wynosił 63,4 lata[29]. Pozyskane wyniki badania własnego wpisują się zatem w wyniki uzyskane przez innych autorów.

Dokonując analizy liczby dni pobytu pacjentów w oddziale w roku 2009 wykazano, że średnia dni to 2,77, natomiast wartość minimalna to 1 dzień, a wartość maksymalna to 25 dni. Rok 2019 przedstawia się nieco inaczej: średnia dni liczby pobytu w oddziale, to aż 4,1, natomiast wartość minimalna jest taka sama jak w roku 2009 (1 dzień), a wartość maksymalna wyniosła 42 dni. W 2019 roku, w porównaniu do roku 2009, widoczne jest zwiększenie liczby dni pobytu w Oddziale. Wykazano, że współczynnik zależności jest istotny statystycznie oraz odznacza się dość wyraźną siłą związku. Dane te zestawiono w tabeli 22.

Tab. 22. Zestawienie długości pobytu hospitalizacji pacjentów Oddziału Kardiologii w roku 2009 i 2019

			ROK		Ogółem
			2009	2019	
Liczba dni pobytu	do 1	N	401	472	873
		%	**25,1%**	**21,5%**	**23,0%**
	2 do 3	N	894	721	1615
		%	**56,0%**	**32,8%**	**42,6%**
	4 do 5	N	177	525	702
		%	**11,1%**	**23,9%**	**18,5%**
	6 do 10	N	91	321	412
		%	**5,7%**	**14,6%**	**10,9%**
	11 do 20	N	29	144	173
		%	**1,8%**	**6,6%**	**4,6%**
	powyżej 20	N	5	12	17
		%	**0,3%**	**0,5%**	**0,4%**
Ogółem		N	1597	2195	3792
		%	**100,0%**	**100,0%**	**100,0%**
V Kramera	0,290	318,152[a]	5	0,000	0,000[b]
współczynnik	**wartość**	**Chi-kwadrat**	**df**	**p**	**p Monte Carlo**

Źródło: opracowanie własne

Analiza ta, daje podstawę do wnioskowania, że wydłużający się czas trwania hospitalizacji ma związek z występowaniem wielochorobowości oraz może mieć związek z występowaniem różnych powikłań. Badania Piątek i wsp. również wskazują na wielochorobowość pacjentów kardiologicznych, która wpływa na przebieg leczenia i czas hospitalizacji pacjentów[12].

Analizując dokumentację medyczną w roku 2009, zaobserwowano przewagę przyjęć planowych, natomiast w roku 2019 przewagę odnotowano wobec przyjęć w trybie pilnym. Dane zestawiono w tabeli 23.

Tab. 23. Zestawienie tryb przyjęcia do oddziału Kardiologii w roku 2009 i 2019

Zestawienie trybu przyjęcia			ROK	ROK	Ogółem
			2009	2019	
Tryb przyjęcia	PILNE	N	635	1171	1806
		%	**39,7%**	**53,3%**	**46,5%**
	PLANOWE	N	910	1025	1935
		%	**57,0%**	**46,7%**	**51,8**
Ogółem		N	1600	2196	3796
		%	**100,0%**	**100%**	**100,0%**

Źródło: opracowanie własne

Można na tej podstawie stwierdzić, że przyczynił się do tego rozwój telemedycyny, ponieważ po wykonaniu teletransmisji, pacjenci byli kierowani do Pracowni Hemodynamiki bezpośrednio z ambulansu, z pominięciem SOR-u, co miało wpływ na zwiększenie się liczby przyjęć w trybie pilnym. Z badań Obłoj i wsp., które przedstawiają prace zespołów ratownictwa medycznego w powiecie Oleskim wynika, że 2% realizowanych zleceń wyjazdów przez zespoły ratownictwa medycznego, zakończyła się bezpośrednim transportem pacjenta do ośrodka kardiologii inwazyjnej[30].

Po analizie dokumentacji medycznej Oddziału Kardiologii w okresach 2009 i 2019, zaobserwowano zmiany zachodzące w dominacji rozpoznań klinicznych. Skupiając się na temacie przewodnim pracy: zawał mięśnia sercowego, zauważyć można wzrost zachorowań na przestrzeni lat zarówno wobec I21.4 - ostry zawał serca podwsierdziowy, jak i wobec I25.0 - choroba serca i naczyń krwionośnych w przebiegu miażdżycy. Optymistyczna jest obserwacja na przestrzeni badanych lat spadku diagnozy I25.2 - stary (przebyty) zawał serca. Dane zestawiono i zaprezentowano w tabeli 35. Analiza dokumentacji medycznej pozwoliła na wnioskowanie, że zwiększyła się w tym dziesięcioletnim okresie liczba wykonanych zabiegów angioplastyki wieńcowej. W roku 2009 nie odnotowano żadnego przypadku pacjenta, który byłby przyjęty do Oddziału Kardiologii, a miał w przeszłości wykonany zabieg angioplastyki wieńcowej. Natomiast w roku 2019, takich pacjentów było aż 265. Zauważono tendencję wzrostową dla rozpoznania E27 -inne zaburzenia kory nadnerczy. Optymistyczne jest zmniejszenie się liczebności dla diagnozy choroby współistniejącej E14 - cukrzyca nieokreślona (ze śpiączką), gdzie w roku 2009 odnotowano aż 357 przypadków pacjentów, u których współwystępowała cukrzyca powikłana śpiączką, a w roku 2019 nie odnotowano takich przypadków. Dane zestawiono w tabeli 24.

Tab. 24. Występowanie chorób współistniejących w grupie przyjętych wszystkich pacjentów w oddziale kardiologii w roku 2009 i 2019

Występowanie chorób współistniejących			ROK		Ogółem
			2009	2019	
Choroba współistniejąca	D16	N	9	11	20
		%	**0,6%**	**0,5%**	**0,5%**
	E10	N	0	113	113
		%	**0,0%**	**5,1%**	**3,0%**
	E11	N	5	76	81
		%	**0,3%**	**3,5%**	**2,1%**
	E12	N	225	0	225
		%	**14,1%**	**0,0%**	**5,9%**
	E12G	N	0	427	427
		%	**0,0%**	**19,4%**	**11,2%**
	E13	N	91	0	91
		%	**5,7%**	**0,0%**	**2,4%**

	E14	N	357	0	357
		%	**22,3%**	**0,0%**	**9,4%**
	E15	N	0	37	37
		%	**0,0%**	**1,7%**	**1,0%**
	E16	N	4	37	41
		%	**0,3%**	**1,7%**	**1,1%**
	E17G	N	0	23	23
		%	**0,0%**	**1,0%**	**0,6%**
	E23	N	101	0	101
		%	**6,3%**	**0,0%**	**2,7%**
	E23G	N	0	265	265
		%	**0,0%**	**12,1%**	**7,0%**
	E24	N	36	0	36
		%	**2,3%**	**0,0%**	**0,9%**
	E24G	N	0	85	85
		%	**0,0%**	**3,9%**	**2,2%**
	E25	N	133	0	133
		%	**8,3%**	**0,0%**	**3,5%**
	E26	N	23	18	41
		%	**1,4%**	**0,8%**	**1,1%**
	E27	N	283	444	727
		%	**17,7%**	**20,2%**	**19,2%**
	E31	N	17	60	77
		%	**1,1%**	**2,7%**	**2,0%**
	E32	N	45	114	159
		%	**2,8%**	**5,2%**	**4,2%**
	E34	N	33	65	98
		%	**2,1%**	**3,0%**	**2,6%**
	E36	N	0	27	27
		%	**0,0%**	**1,2%**	**0,7%**
	E43	N	42	24	66
		%	**2,6%**	**1,1%**	**1,7%**
	E48	N	0	38	38
		%	**0,0%**	**1,7%**	**1,0%**
	E50	N	0	65	65
		%	**0,0%**	**3,0%**	**1,7%**
	E53G	N	0	32	32
		%	**0,0%**	**1,5%**	**0,8%**
	E56	N	27	40	67
		%	**1,7%**	**1,8%**	**1,8%**
	E57	N	12	24	36
		%	**0,8%**	**1,1%**	**0,9%**
	E61	N	16	49	65
		%	**1,0%**	**2,2%**	**1,7%**
	E62	N	18	24	42
		%	**1,1%**	**1,1%**	**1,1%**
	E73	N	29	10	39
		%	**1,8%**	**0,5%**	**1,0%**
	E77	N	41	21	62
		%	**2,6%**	**1,0%**	**1,6%**
	E88	N	19	15	34
		%	**1,2%**	**0,7%**	**0,9%**

	zpoz	N	34	52	86
		%	**2,1%**	**2,4%**	**2,3%**
Ogółem		N	1600	2196	3796
		%	**100,0%**	**100,0%**	**100,0%**
V Kramera	0,771	2255,683[a]	32	0,000	0,000[b]
współczynnik	**wartość**	**Chi-kwadrat**	**df**	**p**	**p Monte Carlo**

Źródło: opracowanie własne

Z badań przeprowadzonych przez Jędrzejczyk- Cwanek i wsp. wynika że u osób ze zdiagnozowanym zawałem mięśnia sercowego, najczęściej występują choroby współistniejące takie jak: nadciśnienie tętnicze, cukrzyca i nikotynizm. Choroby te zostały określone jako czynniki zwiększające ryzyko zgonu u pacjentów z zawałem mięśnia sercowego[31]. Wyniki badania własnego korelują zatem z wynikami innych autorów.

W roku 2009 w oddziale Kardiologii z powodu zawału mięśnia sercowego odnotowano 1,4% zgonów, rok 2019 przyniósł optymistyczniejsze wyniki bo tylko 1,2% zgonów wśród pacjentów. W analizie przedstawionej przez Piątek i wsp. ilość zgonów ze zdiagnozowanym NSTEMI w latach 2012-2014 to aż 2,8% śmiertelności szpitalnej[12]. Wyniki badań własnych są odmienne od wyników innych autorów i mogą świadczyć, np. o wysokiej jakości świadczeń zdrowotnych udzielanych w placówce, w której wykonano badanie. Na śmiertelność ma wpływ wiele czynników, dlatego też trudno jest wyciągnąć wnioski w odniesieniu do wyników innych autorów w kwestii śmiertelność pacjentów leczonych w oddziałach kardiologii. W badaniach Bączek i wsp. zaobserwowano wzrost zgonów pacjentów z powodu zawału mięśnia sercowego w trakcie pandemii COVID-19. Badania w tym kierunku wymagają jednak dalszych badań[32].

W postępie diagnostycznym i rozwoju leczenia ratunkowego w zawale mięśnia sercowego, który jest obserwowany na przestrzeni ostatnich kilkunastu lat, znaczący jest rozwój teletransmisji, który wpływa na lepsze rokowanie pacjentów, dzięki szybszemu wdrożenie leczenia specjalistycznego. Z racji tej, iż teletransmisje nie były ewidencjonowane od samego początku ich wykonywania przez zespoły ratownictwa medycznego, nie możliwe było zestawienie statystyk w tym obszarze działania Oddziału Kardiologii. Liczne badania wskazują na ewidentną poprawę w leczeniu chorych ze świeżym zawałem mięśnia sercowego w zakresie ich przeżywalności. Wykonanie teletransmisji umożliwia szybką konsultację specjalistyczną i ewentualny transport pacjenta do docelowego ośrodka z pracownią hemodynamiczną, z pominięciem SOR-u[13,33]. W badaniach Ob i wsp. wskazuje się, że na przestrzeni lat 2012-2015, wykazanych było wykonanie 489 teletransmisji zapisu EKG, które zostały zgłoszone przez podstawowe zespoły ratownictwa medycznego na terenie dwóch miast[30]. Obserwuje się coraz częstsze wykorzystanie teletransmisji w pracy ratowników medycznych, gdzie procedura ta stała się codziennością, chętnie wykorzystywaną przez zespoły ratownictwa medycznego.

ROZDZIAŁ V - WNIOSKI

1. Z przeprowadzonej analizy medycznej wynika, że zawał mięśnia sercowego dotyka częściej płci męskiej.
2. Średni wiek, w którym dochodzi do zawału mięśnia sercowego to 68,5 roku.
3. Analizując dokumentację medyczną pacjentów Oddziału Kardiologii hospitalizowanych z powodu wystąpienia zawału mięśnia sercowego można wnioskować, że możliwość wykonania teletransmisji wpływa na zmniejszenie wystąpienia zgonu. W roku 2009 w oddziale Kardiologii odnotowano 1,4% zgonów, gdzie w roku 2019 zanotowano 1,2% zgonów. Statystyki dotyczące ilości wykonanych teletransmisji odnotowywane są od marca 2019. Sumując je od marca 2019 roku do grudnia 2019 roku zostało wykonanych ich 767. Zmniejszenie ilości zgonów o 0,2 % procent motywują i dają nadzieję na jeszcze większy postęp w diagnozowaniu i leczeniu pacjentów kardiologicznych.

WNIOSKI Z TESTOWANIA HIPOTEZ

1. Wykazano brak istotnej statystycznie zależności pomiędzy trybem przyjęcia pacjenta do Oddziału Kardiologii a płcią.
2. Dla obu grup badawczych (2009 i 2019) wykazano istotnie statystyczną zależność pomiędzy rozpoznaniem klinicznym a płcią, jednak charakteryzuje się ona nieznaczną siłą związku.
3. Dla obu grup badawczych (2009 i 2019) wykazano istotnie statystyczną zależność pomiędzy występowaniem chorób współistniejących a płcią, jednak charakteryzuje się ona nieznaczną siłą związku.
4. W obu badanych grupach śmiertelność nie przekroczyła 3%, była zatem niska, dla roku 2009 wyniosła 1,4%, a dla roku 2019 -1,2%.
5. Nie wykazano istotnej statystycznie zależności śmiertelnością a płcią w badanej grupie pacjentów z 2019 roku.
6. Wykazano istotną statystycznie zależność pomiędzy śmiertelnością a trybem przyjęcia do Oddziału, jednak charakteryzuje się ona nieznaczną siłą związku w grupie pacjentów z 2019 roku

ROZDZIAŁ VI - BIBLIOGRAFIA

1) Gorol J, Poloński L. Droga do nowoczesnego leczenia zawału serca- jakie były początki, gdzie jesteśmy obecnie? Choroby Serca i Naczyń 2017 14(4) s.194-200
2) Pęksa J,W, Jankowski P, Czarnecka D. Kontrola czynników ryzyka sercowo-naczyniowego u pacjentów po zawale serca. Wiad Lek 2019,72(3) s.472-483
3) Mroczkowski B, Kurzaj M, Jacyno K, Rożek-Piechura K. Impact of the second stage of cardiac rehabilitation on BMI in patients after cardiac incidents. Wpływ drugiego etapu rehabilitacji kardiologicznej na wskaźnik BMI u pacjentów po zawale mięśnia sercowego Health Probl. Civiliz. 2019: 13 (3) s.201-208
4) Mucha A, Majda A, Nawalana A. Religiousness and acceptance of the disease in patients after myocardial infarction. Religijność i akceptacja choroby u pacjentów po zawale mięśnia sercowego. Pielęg. Pol. 2019 (4) s.345-353
5) Borowicz A, Nadolny K, Kucap M, Gąsior M, Hudzik B. The role and operation of emergency medical teams in patients with ST-segment elevation myocardial infarction. Rola i działanie zespołów ratownictwa medycznego u pacjentów z zawałem serca z uniesieniem odcinka ST. Post. Nauk Med. 2018: 31 (2) s.92-96
6) Ignasiak Z. Anatomia narządów wewnętrznych i układu nerwowego człowieka.Elsevier Urban&Partner Wrocław 2009, s. 91-105
7) Thygesen K. Czwarta uniwersalna definicja zawału serca (2018). Kardiol. Pol. 2018: 76 (10) s.1383-1415
8) Ibanez B, James S, Agewall S, Antunes M, J., Bucciarelli-Ducci C, Bueno H, Caforio A L. P., Crea F, Goudevenos J A., Halvorsen S, Hindricks G, Kastrati A, Lenzen M J., Prescott E, Roffi M, Valgimigli M, Varenhorst C, Vranckx P, Widimský P. Wytyczne ESC dotyczące postępowania w ostrym zawale serca z uniesieniem odcinka ST w 2017 roku. Kardiol. Pol. 2018: 76 (2) s.229-313
9) Wojtaszek M, Mach-Lichota E, Horeczy B, Jędrzejczyk-Cwanek M, Ozga D, Romanek J. Stany kliniczne imitujące zawał serca z uniesieniem odcinka ST. Clinical conditio imitating a ST-Elevation Myocardial Infarction. Anestezjologia i Ratownictwo 2015: 9 s. 269-277

10) Birkner K, Hudzik B, Desperak P, Gąsior M. Wpływ cukrycy Typu 2 na wczesne i odległe wyniki leczenia zawału mięsnia sercowego bez uniesienia odcinka ST u chorych poddanych przezskórnej interwencji wieńcowej. Wiadomości Lekarskie 2018: 71 (4) s. 830-838

11) Poloński L, Hudzik B. Wytyczne ESC 2017 dotyczące postępowania w STEMI. Co się zmieniło od 2012 roku?. Choroby Serca i Naczyń 2018: 15 (2) s.91-98

12) Piątek Ł, Wilczek K, Kurzawski J, Gierlotka M, Gąsior M, Poloński L, Sadowski M. Charakterystyka kliniczna i wyniki leczenia pacjentów z zawałem serca bez uniesienia odcina ST (NSTEMI) w Polsce w latach 2012- 2014 na podstawie danych z Ogólnopolskeigo Rejestru Ostrych Zespołów Wieńcowych PL-ACS. Przegląd Lekarski 2018:75 (08) s.378-382

13) [13]. Gorycki B, Buszman P.P, Fil W, Wańha W. Rola teletransmisji EKG i edukacji pacjentów w leczeniu zawału STEMI. Ogólnopolski Przegląd Medyczny 8/2010 s. 20-22.

14) Kowalczyk B, Czyż R, Kaźmierska B. Niewydolność serca- definicja, klasyfikacja, epidemiologia, objawy i leczenie. Heart failure- definitione, classification, epidemiology, symptoms and treatment. Journal of Education, Health and Sport 2016; 6(11) s. 352-367

15) Referowska M, Leśniak W, Goncerz G, Budaj A. Postępowanie w świeżym zawale serca z uniesieniem odcinka ST. Podsumowanie wytycznych European Society of Cardiology 2017. Med. Prakt. 2017 (12) s.8, 10-14, 18-20, 24-32, 34-37, 40-42

16) Pura A, Wilk M, Kuczyńska G, Bielecka K, Bielecka L, Wąchała K, Olszowska M. Czynniki ryzyka ostrego zespołu wieńcowego u osób z przedwczesną chorobą sercowo-naczyniową. Acute myocardial infarction risk factors among population with premature cardiovascular disease. Arter. Hypertens. 2018: 22 (2) s.81-86

17) Jerzyk K, Tymiński R. Kliniczne i prawne implikacje nieznacznie podwyższonych stężeń troponin. Kardiol. Dypl. 2019: 18 (1) s.76-80

18) Kasiak K, Surtel W, Maciejewski R. Telemedycyna w sytuacjach kryzysowych. Telemedicine in emergency situations. Ostry Dyżur 2014:7 (02) s. 63-68

19) Gziut A, I. KOS-zawał — czas na zmiany? KOS-infartion - time for change? Kardiol. Inwazyjna 2018: 13 (3) s.40-41

20) Rogala M, Buszman P, Donesch-Jeżo E, Sagan A, Kowalska-Bobko I. KOS zawał - dokąd zmierzamy? KOS heart infarction - Where are we going?. Emerg. Med. Serv. 2019: 6 (4) s.285-299
21) Borowicz A, Nadolny K, Kucap M, Gąsior M, Hudzik B. Rola dyspozytora medycznego w postępowaniu przedszpitalnym u pacjentów z zawałem mięśnia sercowego z uniesieniem odcina ST. The role of medical dispatchers in the prehospital management of patients with ST- segment elevation myocardial infarction. Wiadomości Lekarskie 2018: 71(7) s. 134-1353
22) https://bazalekow.mp.pl/leki/doctor_subst.html?id=4826 19.04.2021
23) https://www.mp.pl/pacjent/leki/lek/73170,Clopidogrel-Apotex-tabletki-powlekane#effect – 19.04.2021
24) https://www.mp.pl/pacjent/leki/subst.html?id=371 – 19.04.2021
25) https://www.mp.pl/pacjent/leki/subst.html?id=3418 – 19.04.2021
26) https://bazalekow.mp.pl/leki/doctor_subst.html?id=613 -19.04.2021
27) Bagińska A, Leśniak W, KazimierczykE, Tycińska A. Stosowanie tlenu u chorych z podejrzeniem świeżego zawału serca - badanie DETO2X-AMI. Med. Prakt. 2017 (12) s.120-122
28) http://www.aisn.pl/pracownie/baza_pracowni - 16.05.2021
29) Wójcik G, Kornacewicz-Jach Z, Lewandowski M, Surowicz D, Bobak N, Zdziarski K, Myślak M. The analysis of standard pharmacotherapy by emergency medical services (the so-called MONA scheme) in myocardial infarction with ST-segment elevation. Analiza standardowej farmakoterapii (tzw. schemat MONA) przez zespoły ratownictwa medycznego w zawale serca z uniesieniem odcinka ST. Folia Cardiologica 2018:13(3) s. 199-203.
30) Obłój D, Zalewski J, Wróblewska I. Działania zespołów ratownictwa medycznego u pacjentów z rozpoznanym ostrym zespołem wieńcowym. Medical rescue team activites with patienst diagnosed with acute coronary syndrome. Anestezjologi i Ratownictwo 2017:11 s. 273-281
31) Jędrzejczyk-Cwanek M, Woźniak K, Filip R, Lewandowski B, Mędrzycka-Dąbrowska W, Ozga D. Risk factors for mortality in patients with ST-segment elevation myocardial infarction treated with percutaneous coronary intervention. Czynniki ryzyka zgonu w zawale mięśnia sercowego z uniesieniem

odcinka ST pacjentów leczonych przezskórną angioplastyką wieńcową. Przegląd Lekarski 2019: 76(7) s.387-392

32) Bączek M, Starzyk K, Kośmider P, Jelonek O, Gorczyca I, Kot A, Bartkowiak R, Wożakowska-Kapłon B. Epidemia COVID-19 opóźnia proces diagnostyczno-leczniczy chorych z ostrym zespołem wieńcowym. Folia Cardiologica 2020: 15 (5) s. 369–371

33) Wójcik G, Surowicz D, Kawka A, Lewandowski M. The patient with acute coronary syndrome with ST segment elevation and an on-call doctor (rendez-vouz system): a case report. Pacjent w ACS STEMI i lekarz w systemie na telefon — opis przypadku. Folia Cardiologica 2017:12(6) s.592-596

SPIS RYCIN, ZDJĘĆ, TABEL

SPIS RYCIN

SPIS ZDJĘĆ

SPIS TABEL

ZAŁĄCZNIKI

1. Zgoda Kierownika oddziału na pozyskanie danych

Częstochowa 19.11.2020

Karina Nowak
ul. Południowa 23
42-100 Lgota
WSZ w Częstochowie
Kierunek studiów:
Pielęgniarstwo
Rodzaj studiów :
II stopnia
Rok II, semestr III

Ordynator Oddziału Kardiologii
Dr Lucjan Szela
Scanmed Sp.z o. o
ul.Mickiewicza 12
42-200 Częstochowa

Uprzejmie proszę o udostępnienie dokumentacji medycznych pacjentów Oddziału Kardiologii Scanmed sp. z.o.o w Częstochowie bez danych wrażliwych, dla uzyskania danych rzeczywistych do wykonania pracy dyplomowej magisterskiej : „ Zawał mięśnia sercowego dawniej a dziś ".

Udostępnione dane będą wykorzystane tylko w wyżej wymienionej pracy i nie zostaną opublikowane ani udostępnione innym podmiotom. Wyniki i rozwiązania osiągnięte w pracy będą stanowiły własność udostępniającego dane.

Opiekunem naukowym pracy dyplomowej będzie Dr Jadwiga Korzeniowska. Praca realizowana będzie w roku akademickim 2020/2021

Karina Nowak

Wyrażam zgodę

lek. med. Lucjan Szela
specjalista chorób wewnętrznych
KARDIOLOG
Kierownik Oddziału
4767472

Kolibri 360 GmbH
Ferdinand-Jühlke-Straße 7
99095 Erfurt, Deutschland
produktsicherheit@kolibri360.de

Druck:
CPI Druckdienstleistungen GmbH
im Auftrag der
Kolibri 360 GmbH
Ferdinand-Jühlke-Str. 7
99095 Erfurt